JN420795

Current
Principles and Clinical Practice of

Psychiatry

Current Principles and Clinical Practice of
Psychiatry

첫째판 1쇄 인쇄 | 2011년 7월 18일
첫째판 1쇄 발행 | 2011년 7월 29일

지 은 이 가톨릭의과대학 정신과학교실
발 행 인 장주연
편집디자인 강미란
표지디자인 박미나
발 행 처 군자출판사
등 록 제 4-139호(1991. 6. 24)

본 사 (110-717) 서울특별시 종로구 인의동 112-1 동원회관 BD 6층
Tel. (02) 762-9194/5 Fax. (02) 764-0209
대 구 지 점 Tel. (053) 428-2748 Fax. (053) 428-2749
광 주 지 점 Tel. (062) 223-9492 Fax. (062) 223-9493
부 산 지 점 Tel. (051) 893-8989 Fax. (051) 893-8986

© 2011년, Current Principles and Clinical Practice of Psychiatry / 군자출판사
본서는 저자와의 계약에 의해 군자출판사에서 발행합니다.
본서의 내용 일부 혹은 전부를 무단으로 복제하는 것은 법으로 금지되어 있습니다.
www.koonja.co.kr

* 파본은 교환하여 드립니다.
* 검인은 저자와의 합의 하에 생략합니다.

ISBN 978-89-6278-418-3

정가 20,000원

임상진료지침

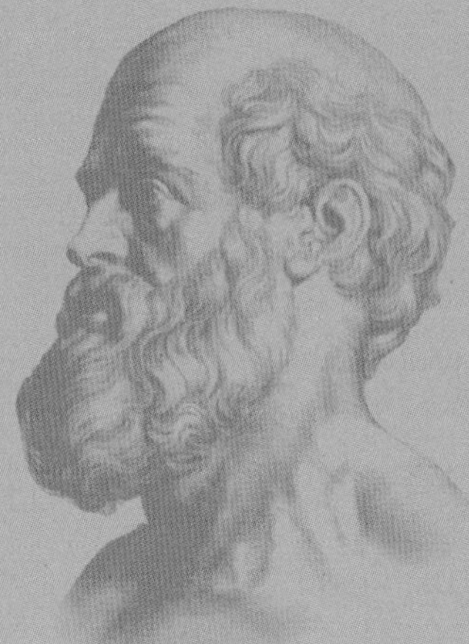

Current Principles and Clinical Practice of Psychiatry

가톨릭대학교 의과대학 정신과학교실

군자출판사

집필진

교수	이창욱	서울성모병원	정 신 과
	김정진	서울성모병원	정 신 과
	김대진	서울성모병원	정 신 과
부교수	이경욱	의정부성모병원	정 신 과
	최지욱	대전성모병원	정 신 과
	윤수정	성바오로병원	정 신 과
임상부교수	우영섭	여의도성모병원	정 신 과
조교수	임현국	성빈센트병원	정 신 과
임상조교수	정영은	여의도성모병원	정신과(前)
임상강사	민정아	서울성모병원	정 신 과

머리말

가톨릭대학교 정신과학교실 임상진료지침서의 발간을 축하 드립니다.

실제 임상에서의 진료 표준화를 위한 일환으로 가톨릭중앙의료원은 전공의들을 위한 표준화된 기본 책자를 발간하기로 하였습니다. 전공의들은 임상진료지침서를 통해 기본적인 지식과 술기를 공유하여 각 병원에서 환자 진료를 일관적으로 할 수 있게 될 것입니다. 결과적으로 전공의들에게는 진료의 나침반 같은 역할을, 환자들에게는 충실한 진료를 받을 수 있는 좋은 길잡이가 되리라고 기대합니다.

가톨릭대학교 정신과학교실은 전공의들에 대한 표준화된 교육의 일환으로 전공의 수련교육책자를 매년 발간해 왔습니다. 이와 더불어 이번 임상진료지침서는 전공의들이 실제 환자 진료에 직접 사용할 수 있도록 제작되었습니다. 전공의들은 임상진료지침서를 지참하고 이를 통해 환자의 진단 및 치료를 보다 일관적이고 일목요연하게 할 수 있을 것입니다.

가톨릭대학교 정신과학교실 임상진료지침서 발간을 위해 노력을 아끼지 않으신 편집위원장 김정진 선생님, 편집 위원 김대진, 이경욱, 최지욱, 윤수정, 우영섭, 정영은, 임현국, 민정아 선생님께 진심으로 감사의 뜻을 전합니다. 또한 가톨릭중앙의료원 편집위원회 모든 교수님들의 노고에 감사 드립니다.

앞으로 임상진료지침서가 정신과 전공의들이 환자를 진료하는 데 큰 도움이 되길 기대하며, 향후 지속적인 보완과 교정을 통해 보다 더 도움이 될 수 있는 지침서로 자리매김할 수 있기를 바랍니다.

2011년 7월 15일
가톨릭대학교 정신과학교실
주임교수 이창욱

차 례

Catholic
University of Korea

가톨릭대학교 임상진료지침

정신과

Psychiatry

Catholic University of Korea 임상진료지침

01 Psychiatry

정신분열병 (Schizophrenia)

1. 개념

정신분열병(schizophrenia)은 사고 장애를 주된 병리로 하여 연관, 파생되는 여러 증상들의 집합체(syndrome)이다. 인류 역사에서 오랫동안 흔히 광증(狂症, madness)이라고 불려왔던 일련의 증상들에 대해 근대적인 개념을 처음 정립한 것은 독일의 정신과 의사 Emil Kraepelin(1856-1926)이었다. 그는 조발성 치매(dementia praecox)와 조울병(manic-depressive illness)을 구분하여 설명하였으며, 비교적 젊은 나이에 발생하여 만성적이고 황폐화되어 가는 경과를 밟는 조발성 치매의 개념은 스위스의 정신과 의사 Eugen Bleuler(1857-1939)에 의해 재정립되어 그리스어인 schizophrenia-일본에서 글자 그대로 해석하여 정신분열병(精神分裂病)이라고 처음 번역됨-로 명명되어졌다. 그 이유는 Bleuler가 이 병의 핵심을 내적 정신기능이 깨어져 사고, 감정, 행동이 통합되지 못하고 분열(splitting) 혹은 이완(loosening)되는 것이라고 보았기 때문이다. 오늘날에도 Bleuler의 개념은 통용되고 있으나 정신분열이라는 어감이 부정적이고, 다중인격과 같은 상태로 오해하게 할 소지가 있다하여 일본에서는 통합실조증(統合失調症)이란 용어로 개명하였다. 현재 우리나라에서도 조현증, 실조증, 사고이완증 등을 후보로 놓고 개명 작업을 진행 중인데, 조현(調絃)이란 '현악기 줄을 고르다'라는 의미로 신경계나 정신이 제대로 튜닝이 안된 상태로 마음의 기능에 문제가 생긴 병이라는 의미를 은유적으로 표현한 것이다.

한편 독일의 정신과 의사 Kurt Schneider(1887-1967)는 보다 명확한 진단을 위해 정신병적 양성증상의 존재, 다시 말해 환청과 망상 등 일급증상(first-rank symptoms)의 중요성을 제안하였으며, 미국정신의학회(American Psychiatric Association)는 이들 개념을 모두 종합하여 오늘날 정신분열병의 진단 기준을 체계화하였다(DSM-IV-TR).

2. 임상적 양상

임상적 양상은 크게 양성증상에 속하는 정신병적 증상과 와해증상, 그리고 음성증상의 3가지 차원으로 나뉜다.

1) 정신병적 증상

환각(hallucination)과 망상(delusion)으로 대표된다. 환각이란 외부자극이 없는데도 마치 있는 것처럼 지각하는 것으로, 질적인 면에서 실제 지각과 큰 차이는 없다. 감각의 종류에 따라 환청, 환시, 환촉, 환미, 환후 등으로 나뉘며 정신분열병 환자에서 가장 흔한 것은 환청이다. 망상이란 그가 속한 교육적, 문화적 배경을 고려하더라도 객관적으로 사실이 아닌 것을 사실이라고 믿는 것이다. 내용에 따라 관계망상, 피해망상, 과대망상, 성적망상, 신체망상, 종교망상, 허무망상 등으로 나뉜다.

2) 와해증상

언어와 행동이 와해된다(disorganization). 사고과정이 일관되지 않은 연상의 이완(우원증, 사고이탈, 지리멸렬 등)이 대표적이며, 언어빈곤, 사고차단, 함구증, 신어조작증, 음향연상, 음송증, 반향언어증, 반향행동증, 거부증, 긴장성 혼미, 긴장성 홍분, 상동증, 매너리즘 등이 나타난다. 위생불량이나 상황에 맞지 않는 부적절하고 괴이한 행동은 사회생활에서의 황폐화를 반영한다.

3) 음성증상

음성증상(negative symptoms)이란 정상적으로 있어야 할 정신기능이 감소 혹은 소실된 것을 의미한다. 장기적으로 정신분열병 환자는 감정적 표현과 반응이 둔마되며, 무의욕, 무쾌감, 무논리, 주의력 손상, 실어증 등을 나타낸다. 이러한 증상으로 인해 환자들은 사회생활과 대인관계로부터 위축되고 철수하게 된다.

3. 진단기준

정신분열병의 DSM-IV-TR 진단기준은 증상에 관련된 기준(A)과 기능상실의 심각성에 대한 언급(B), 그리고 기간에 대한 명시(C)로 이루어져 있으며, 이에 배제기준(D)이 첨가되어 있다.

표 1-1 정신분열병의 진단기준 (DSM-IV-TR)

A. 증상에 관련된 기준: ① 망상, ② 환각, ③ 와해된 언어(예: 빈번한 탈선 혹은 지리멸렬), ④ 심하게 와해된 행동 혹은 긴장증적 행동, ⑤ 음성증상(예: 정동둔마, 운동성 실어증, 무의욕증) 가운데 2개 이상이 적어도 1달 중 상당한 기간 동안 나타나야 한다. 단, 망상이 괴이하거나, 자신의 행동이나 생각에 대해 계속 언급하는 환청, 두 사람 이상이 서로 대화를 나누는 환청이 있으면 1개 증상만 있어도 된다.

B. 사회적, 직업적 기능의 손상: 장해가 발병한 이후로 상당한 기간 동안 직업, 대인관계, 개인관리와 같은 주요 영역 중 한 가지 이상의 영역에서 기능 수준이 발병 이전과 비교하여 현저하게 떨어져 있다. 소아기나 청소년기에 발병한 경우에는 대인관계, 학업, 취업에서 기대되는 수준을 성취하지 못한다.

C. 기간: 지속적인 장애의 징후가 최소 6개월 이상 지속되어야 한다.

D. 배제기준: 분열형정동장애, 기분장애, 물질이나 일반 신체적 상태로 인한 질병을 배제하여야 한다. 기존에 자폐장애나 다른 전반적 발달장애의 병력이 있을 경우에는 현저한 망상이나 환각이 적어도 한 달 이상 지속될 때에만 정신분열병의 진단을 추가할 수 있다.

또한 DSM-IV-TR에서는 정신분열병의 아형으로 편집형(paranoid), 와해형(disorganized), 긴장형(catatonic), 미분화형(undifferentiated), 잔류형(residual)의 5가지를 기술하고 있다. 그밖에 ICD-10에서는 정신분열병후 우울증, 단순형, 기타 및 비특이형을 아형으로 제시하고 있다. 이러한 분류는 장애의 경과와 예후를 미리 예측하는데 도움을 준다.

4. 감별진단

정신분열병과 정신분열병이 아닌 상태를 구분하는 것은 매우 중요한 일이다. 정신분열병의 진단을 위해서는 현재 나타나는 증상뿐 아니라 과거로부터의 전개 양상을 주의 깊게 살펴보아야 한다. 정신분열병의 증상이 있어도 증상의 발현 기간이 6개월 미만이고 병전 수준으로 완전히 회복되었을 때는 정신분열병 진단을 유보한다. 급성 및 일과성의 정신병적 장애 혹은 단기 정신병적 장애는 환자가 정신적으로 취약함을 의미하나 예후가 양호하다는 측면에서 정신분열병과는 구분된다. 정신병적 증상이 동반된 우울증이나 조증 등 기분장애는 비교적 망상과 정동이 일치하고 기분 증상의 지속 기간이 길지만, 단면적으로는 정신분열병과 유사할 수 있어 종적인 관찰이 필요하다. 망상장애는 와해증상과 음성증상이 드물고 망상이 체계화되어 기괴하지 않은 것이 차이점이다. 인격장애는 정신분열병보다 증상이 경하고, 증상이 생애에 걸쳐 일정하게 존재하며, 언제 발병했는지 발병시점이 뚜렷하지 않다는 것이 다르다. 물질로 인해 이차적으로 유발된 정신병적 장애를 감별하기 위해 약물 사용력에 대한 조사가 필요하며, 급성으로 발현하였거나 의식 수준의 변동, 신경학적 이상을 동반하였을 경우에는 혈액검사(CBC, BC)와 뇌파검사(EEG), 뇌영상검사(Brain CT, MRI)를 시행하여 기질적 요인을 감별해야 한다. 증상이 명확하지 않을 경우에는 임상심리검사(psychological test)를 시행해볼 수 있다. 신경심리검사를 통해 환자의 인지기능 수준을 평가하고, 투사적검사를 통해 임상 면담에서는 분명하게 나타나지 않은 사고의 혼란이나 망상적 사고를 알아내는데 도움을 얻는다.

5. 역학과 경과

정신분열병의 평생 유병률은 지역, 인종, 문화적 특성에 관계없이 1% 정도이며, 우리나라에서는 0.4-0.7%로 보고되고 있다. 첫 발병 시기는 남자가 15-25세, 여자가 25-35세 정도로 남자의 발병이 빠르다. 10세 이전이나 60세 이후에 정신분열병이 처음 발병하는 경우는 드물다. 뚜렷한 급성기의 발병 이전에 인격이 와해되는 전구기(prodromal phase)가 수개월에서 수년간 선행되었을 가능성이 있으며, 환경적 스트레스에 의해 발병이 촉진될 수 있다. 양성증상이 발현하는 급성기(acute phase)를 거쳐 증상이 안정되는 잔류기(residual phase)에 접어들게 되며 이후 경과는 다양하지만 전형적으로는 재발과 관해를 반복해가면서 차츰 음성증상, 와해증상 위주로 만성화(chronic phase)된다. 전체적으로 볼 때 30%는 양호한 수준의 생활을 영위하고, 40-50% 정도는 어느 정도 기능을 유지한 상태에서 생활하며, 20-30%는 상당한 정도의 증상이 지속된다. 하지만 약물치료의 발달과 사회적 지지체계의 강화에 따라 장기입원은 줄어들고 있는 추세이다. 좋지 않은 예후를 예상할 수 있게 하는 요인들로는 남성, 잠행성(insidious) 발병, 병전 사회적 고립, 낮은 교육 수준, 부모의 낮은 사회적 계층, 음성증상 등이 있다. 특히 초발 정신분열병 환자를 대상으로한 여러 연구에서 증상 발생 이후 치료받을 때까지의 기간(duration of untreated psychosis, DUP)이 길수록 치료에 대한 반응이 나쁘고 폭력성, 자살, 물질 남용, 가족간의 갈등 등 합병증이 늘며 재발 위험이 높아 예후가 나쁘다고 보고되고 있다. 그러므로 조기에 발견하여 조기에 치료하는 것이 중요하다 하겠다.

6. 원인

전통적으로 도파민(dopamine)을 포함한 여러 신경전달물질의 불균형 때문으로 보고 있다. 중뇌변연계(mesolimbic) 신경경로의 도파민 활성 과잉이 양성증상을, 중뇌피질(mesocortical) 신경경로의 도파민 활성 저하가 음성증상을 야기하며, 세로토닌(serotonin), 글루타메이트(glutamate) 활성도 중요한 영향을 미친다. 태생기 혹은 성장과정에서 발생한 신경회로의 연결 이상 때문인 것으로 보이는 측두엽, 전전두엽, 피질하조직의 위축 혹은 기능저하가 관찰되지만 질환에 특이적인 소견은 아니다. 유전적 소인도 작용하고 있으나 확실하게 규명된 단일 유전자는 없으며 다양한 유전자가 관여하고 있는 것으로 추정된다. 이러한 뇌기질적 요인에다 개인이 처한 환경적 상황, 가족-대인관계, 성격, 대처방식 등의 심리사회적 요인이 조합되어 다양한 증상들이 파생된다. 오늘날에는 심리사회적인 요인이 정신분열병의 직접적 원인이라고 보지 않고 있으나 정신분열병의 심리사회적 요인을 이해하는 것은 여전히 중요하다. 요약한다면 정신분열병의 증상은 생물학적인 취약성과 심리사회적 스트레스 요인 간의 상호작용 결과라고 할 수 있겠다.

7. 치료

정신분열병의 치료는 심리사회적치료를 겸비한 약물치료를 원칙으로 하며, 시기에 따라 급성기 치료와 만성기 치료로 나눌 수 있다. 치료의 목표는 급성기 삽화의 빈도와 심한 정도를 줄이고, 재발을 방지하며, 심리사회적 기능을 최대한 보존-향상시키는 것이다.

1) 급성기 치료

급성기 혹은 재발 초기에는 양성증상으로 인해 행동장애를 동반하는 경우가 많으므로 대개 환자와 보호자의 안전과 집중적인 치료를 위하여 환자의 상태에 맞는 치료 환경부터 결정해야 한다. 일반적으로 입원치료가 필요한 경우는 자신이나 타인을 해칠 우려가 있을 때, 증상이 심해 자신을 잘 돌보지 못하여 신체적 건강이 위협받을 때, 생활하는 환경이 병의 경과에 나쁜 영향을 주기 때문에 격리시킬 필요가 있을 때, 정확한 진단을 위해 지속적인 관찰이나 특수한 검사가 필요할 때, 전기경련요법(electroconvulsive therapy)이나 환경치료와 같은 특수한 치료를 해야 할 때 등이다.

경구 항정신병약물의 선택은 환자의 특성에 따른다. 최근에는 haloperidol, chloropromazine 등 전형 항정신병약물(typical antipsychotics)에 비해 부작용이 적고 음성증상, 인지기능 개선에도 도움이 되는 olanzapine, quetiapine, risperidone, ziprasidone, aripiprazole 등의 비정형 항정신병약물(atypical antipsychotics)이 일차적으로 선택되는 추세이다. 이들 약물에서 양성증상에 대한 효과는 대부분 큰 차이가 없으므로 주로 환자의 과거 약물 복용 경험과 부작용, 동반된 증상, 체중 등 신체적 상태, 비용 등을 고려하여 약물을 선택한다.

표 1-2 항정신병약물의 분류

전형 항정신병약물	비정형 항정신병약물
chlorpromazine	clozapine
thioridazine	risperidone
perphenazine	olanzapine
fluphenazine	quetiapine
trifluoperazine	ziprasidone
haloperidol	sertindole
thiothixene	amisulpride
molindone	aripiprazole
loxapine	iloperidone
pimozide	

경구 약을 거부하거나 양성증상이 심하거나 환자가 흥분하여 자신이나 타인에게 위해를 가할 가능성이 있는 상황에서는 단시간 내에 증상을 가라앉히기 위해 haloperidole 2.5-5mg 근육주사 또는 lorazepam 1-2mg 정맥 또는 근육주사를 투여한다. 비정형 항정신병약물 중 olanzapine 의 경우에도 최근 10mg IM 이 근육주사제로 개발되어 있다. 복약 순응도가 낮은 환자의 경우 재발방지를 위해 장기 지속형 데포(depot) 주사제를 사용할 수 있다. 최근 비정형 항정신병약물인 risperidone의 경우 장기 지속형 주사제가 개발되었으며 이는 경구 투여 약제에 비해 약의 혈중 농도의 기복이 적으면서 부작용도 적고 재발방지에도 효과적이다. 대개 2주 간격으로 25-50mg씩 투여하며 항정상태에 도달하는 처음 2주간은 경구 약제와 함께 투여해야 한다.

항정신병약물의 종류에 따라 부작용 양상은 조금씩 다르다. 항정신병약물의 흑질선조체 경로의 도파민 수용체에 대한 작용은 추체외로 증상(extrapyramidal symptoms, EPS)을 가져오고, 결절 노두와 결절 뇌하수체 경로에 대한 작용으로 프로락틴 호르몬 분비가 증가되어 무월경을 일으킨다. 중피질계에 대한 도파민 활성 저하 작용은 음성증상의 악화 또는 인지기능의 장애와 연관이 있을 것으로 생각된다. 항정신병약물의 신경학적 부작용은 대표적으로 추체외로 증상이 있다. 급성 또는 지연성으로 나타날 수 있으며, 종류로는 파킨슨 증후군, 정좌불능증(akathisia), 근긴장 이상증(acute dystonia)이 있다. 추체외로증후군 부작용이 발생할 경우 anticholinergics(예, benztropine, trihexyphenidyl), benzodiazepine(예, lorazepam) 등을 대증적으로 처방하고 정좌불능증의 경우 β-blocker(propranolol)이 특히 도움된다. 흔하지 않지만 치명적일 수 있어 응급을 요하는 신경학적 부작용으로 신경이완제 악성증후군(neuroleptic malignant syndrome, NMS)이 있다. 주된 증상은 고열, 심한 근육강직, 자율신경계 불안정으로 인한 발한, 빈맥 등과 의식 수준의 변화이다. 치료는 우선 이 증후군을 의심하는 것이 중요하며, 즉시 항정신병약물의 투약 중단, 수액 공급 그리고 체온을 내리는 등의 대증 요법을 실시한다. 약물로는 근육이완제인 dantrolene sodium, 도파민 효현제인 bromocriptine 등을 사용해 볼 수 있다. 그 외 비신경학적 부작용으로 진정 작용, 입마름, 배뇨장애, 변비 등의 자율신경계 부작용, 무과립구증과 같은 혈액 부작용, 유루증, 월경장애, 성욕감퇴 등의 내분비와 성기능 부작용, 체중 증가 및 대사성 부작용 등이 있다. 비정형 항정신병약물은 전형 항정신병약물에 비해 신경학적 부작용이 현저히 적은 것이 특징이다.

항정신병약물의 경구 용량은 초기 1-2주 동안 가급적 빨리 증량하여 치료용량을 유지한다. 적절한 용량을 4-6주 이상 투여하였음에도 불구하고 임상적 호전이 없다면 약물의 변경이나 추가를 고려한다. lithium, valproic acid, carbamazepine과 같은 기분조절제의 병용도 도움이 될 수 있으며, 긴장성 정신분열병이나 치료 불응성, 약물 부작용 등의 문제가 있을 경우에는 전기경련요법(electroconvulsive therapy)이 추천된다.

표 1-3 항정신병약물의 부작용

약명	추체외로 부작용	항콜린작용	진정효과	기립성 저혈압
chlorpromazine	++	++	++	+++
thioridazine	+	+++	+++	+++
perphenazine	++	+	+	+
fluphenazine	+++	+	+	+
trifluoperazine	+++	+	+	+
haloperidol	+++	+	+	+
thiothixene	+++	+	+	+
molindone	+	+	+	+
loxapine	++	++	++	+
pimozide	+++	+	+	+
clozapine	0	+++	+++	+++
risperidone	++	0	+	+
olanzapine	+	++	++	++
quetiapine	0	+	+++	++
ziprasidone	+	0	+	+
sertindole	0	0	+	+
amisulpride	++	0	+	0
aripiprazole	+	0	+	+

첫 발병 후에는 약 1-2년의 유지치료가 필요하며 회복 후에도 지속적으로 증상이 안정된 상태를 유지한다면 6개월마다 20%의 용량을 감량해볼 수 있다. 유지치료를 받는 환자 중에도 30-50%는 재발하게 되는데 한번 이상 재발할 경우에는 적어도 5년 이상 더 치료를 해야 하며, 5년 이상 안정적인 상태를 유지할 경우 약물을 중단할 수 있다. 두 차례 이상의 재발 경력이나 자신이나 타인에게 위험을 끼칠 소지가 있는 경우 평생에 걸친 유지치료가 권장된다. 재발의 주요 원인은 약물 복용의 중단과 불충분한 치료 기간이므로 약물순응도를 높이는 것이 관건이다. 그러나 항정신병약물의 장기적인 사용은 지연성 운동장애와 같은 부작용을 초래할 수 있으므로 환자의 상태를 항상 주의 깊게 모니터링 해야 한다.

2) 만성기 치료

만성기로 접어든 환자는 급성기로의 재발을 방지하고 환자의 기능을 회복하는 정신재활에 주력한다. 이를 위해 약물치료의 유지뿐 아니라 개인정신치료를 비롯한 다양한 심리사회적치료가 병행되어야 한다. 지지치료, 인지치료, 집단치료, 가족치료, 사회기술훈련 등의 다양한 시도를 통해 환자와 가족을 지지하고 타당한 대처방식을 수립하며 환자의 현실 판단력을 증가시킬 수 있다. 최근에는 보건정책의 선진화에 따라 환자와 지역사회 지지체계 사이에 효과적인 연계를 구축하여 사회적인 기능을 최대한 유지하는 것을 목표로 하고 있다.

| 참고문헌 |

1. Benjamine J. Sadock, Virginia A. Sadock Synopsis of psychiatry, 10th ed.Wolters Kluwer | Lippincott Williams & Wilkins 2007.
2. Robert E. Hales, Stuart C. Yudofsky, Glen O. Gabbard The American psychiatric publishing text bood of psychiatry, 5th ed.American Psychiatric Publishing, Inc, 2008.
3. Stephen M. Stahl. Stahl's essential psychopharmacology, 3rd ed. Cambridge, 2008.

Catholic University of Korea 임상진료지침

02 기분장애 (Mood disorders)

Psychiatry

1. 개요

1) 기분장애의 정의

기분장애는 우울증에서 조증에 이르는 일련의 감정상태 중 병리적 상태를 일컫는 것으로, 병적 기분으로 인해 여러 신체적 증상, 사회적 기능의 상실, 자기 파괴적 행동 등이 동반된다. 사람은 살아가면서 다양한 기분 상태를 경험하게 되므로, 정상 기분과 병적 기분삽화를 구분하기 위해서는 흔히 다음의 질문들이 사용된다.

- 그 기분이 얼마나 강하고 얼마나 지속되는가?
- 기분의 변화에 따라 신체 증상이 수반되는가?
- 기분이 일상생활에 얼마나 지장을 초래하는가?
- 현실을 판단할 수 있는 능력이 손상되었는가?
- 환자 자신이나 다른 사람에게 위해를 줄 수 있는가?

2. 기분장애의 분류 (DSM-IV TR)

1) 기분삽화

현재 정신장애 진단 및 통계 편람(Diagnositc and Statistical Manual of

표 2-1 기분장애의 DSM-IV TR 분류

Major Depressive disorder
Bipolar I disorder
Bipolar II disorder
Dysthymia
Cyclothymia
Depressive disorder not otherwise specified
Minor depressive disorder
Recurrent brief depressive disorder
Premenstrual dysphoric disorder
Bipolar disorder not otherwise specified
Mood disorder due to a general medical condition
Postpsychotic depressive disorder of schizophrenia (categorized in an appendix)
Mixed anxiety-depressive disorder (categorized in an appendix)

Mental Diorders, DSM-IV TR)에서는 우울 삽화, 조증 삽화, 경조증 삽화 및 혼재성 삽화의 진단기준을 제시하고 있다.

우울 삽화, 조증 삽화, 혼재성 삽화에서는 증상의 심각도와 양상에 따라 경도/중등도/중증 삽화로 구분하며 중증 삽화에 한하여 정신병적 증상의 동반 유무를 표기할 수 있다. 또한 현재 증상의 정도가 삽화의 진단기준에는 부족하나 마지막 기분삽화 후 무증상 기간이 2개월 이상 되지 않은 경우라면 partial remission, 2개월 이상 경과하였다면 full remission을 덧붙인다.

2) 주요우울증

주요우울증의 진단은 단일삽화(single episode) / 재발성(recurrent)으로 나뉘며 각 우울 삽화에서 증상의 양상에 따라 긴장증 양상(catatonic feature), 멜랑콜리아 양상(melancholic feature), 비전형적 양상(atypical feature)의 아형을 표기할 수 있다. 출산 후 4주 이내에 증상이 시작되었다면 산후 발병(postpartum onset) 아형을 덧붙인다.

재발성 주요우울증의 경우 장기간의 경과에 따른 specifier가 추가되는데, 우울 삽화 사이 기능의 회복이 완전하게 이루어졌는지의 여부에 따라 with/

표 2-2 기분삽화의 진단 기준

	Symptoms	Severity/Psychotic specifiers	Remission specifiers
Major depressive episode	· 아래 증상 중 5가지 이상이 2주 이상 기능의 저하를 유발할 정도로 존재할 것 (depressed mood, diminished interest 둘 중 하나는 반드시 포함해야 한다) · Depressed mood · Diminished interest or pleasure · Significant weight loss · Insomnia/hypersomnia · Psychomotor agitation/retardation · Fatigue/loss of energy · Feelings of worthlessness · Diminished ability to think or concentrate · Recurrent thought of death or suicidal ideation, attempt	· Mild · Moderate · Severe - with psychotic features(mood-congruent/mood-incongruent) - without psychotic features	· In partial remission · In full remission · Unspecified
Manic episode	· 아래 증상 중 4가지 이상이 1주 이상 기능의 저하를 유발할 정도로 존재할 것 · Inflated self esteem/grandiosity · Decreased need for sleep · Talkative than usual · Flight of idea · Distractibility · Increased goal-directed activity · Excessive involvement in pleasurable activities	· Mild · Moderate · Severe - with psychotic features(mood-congruent/mood-incongruent) - without psychotic features	· In partial remission · In full remission · Unspecified
Hypomanic episode	· Manic episode 진단기준과 동일하나 증상 지속 기간은 4일 - 1주일이며, 심각도는 입원이 필요하거나 사회적/직업적 기능에 큰 영향을 미치는 정도가 아니어야 함.		

Mixed episode	· 1주일 이상 기간 동안 major depressive episode 와 manic episode 진단기준을 둘 다 충족하는 경우	· Mild · Moderate · Severe - with psychotic features(mood-congruent/mood-incongruent) - without psychotic features	· In partial remission · In full remission · Unspecified

without interepisode recovery를 추가한다. 우울 삽화가 2년 이상 특정 계절에만 발생하고, 나머지 계절에는 증상이 없으며 일생의 전반에 걸쳐 특정 계절에 우울 삽화가 발생하는 경향이 있었다고 판단되면 계절성(seasonal pattern)을 진단할 수 있다.

표 2-3 주요우울증의 specifiers

	Current clinical status and/or features	Longitudinal course specifiers
Major depressive disorder, single episode	· Mild/Moderate/Severe · Chronic · with catatonic features · with melancholic features · with atypical features · with postpartum onset	
Major depressive disorder, recurrent	· Mild/Moderate/Severe · Chronic · with catatonic features · with melancholic features · with atypical features · with postpartum onset	· with/without interepisode recovery · with seasonal pattern

표 2-4 각 아형의 진단 기준

Specifiers	Diagnostic Criteria
Melancholic features specifier	A. Either of the following: (1) loss of pleasure in all, or almost all, activities (2) lack of reactivity to usually pleasurable stimuli B. Three (or more) following: (1) distinct quality of depressed mood (2) depression regularly worse in the morning (3) early morning awakening (4) marked psychomotor retardation or agitation (5) significant anorexia or weight loss (6) excessive or inappropriate guilt
Atypical features specifier	A. Mood reactivity B. Two (or more) following: (1) significant weight gain or increase in appetite (2) hypersomnia (3) leaden paralysis (4) long-standing pattern of interpersonal rejection sensitivity C. Criteria are not met for with melancholic features or with catatonic features during the same episode.
Catatonic features specifier	At leat two of following: (1) motoric immobility as evidenced by catalepsy or stupor (2) excessive motor activity (3) extreme negativism or mutism (4) peculiarities of voluntary movements as evidenced by posturing, stereotyped movements, prominent mannerisms, or prominent grimacing (5) echolalia or echopraxia
Postpartum onset specifier	Onset of episode within 4 weeks postpartum

3) 양극성장애

양극성장애의 경우 조증 삽화가 한 차례 이상 있으면 양극성장애 1형, 조증 삽화가 없고 경조증 삽화가 한 차례 이상 있으면 양극성장애 2형으로 진단한다.

표 2-5 양극성장애의 진단

<table>
<tr><th></th><th colspan="2">Current episode</th><th>Severity</th><th>Clinical status and/or features</th><th>Longitudinal specifiers</th></tr>
<tr><td rowspan="5">Bipolar I disorder</td><td colspan="2">Single manic episode</td><td>Mild/ Moderate/ Severe</td><td>· with catatonic features
· with postpartum onset</td><td></td></tr>
<tr><td rowspan="4">Most recent episode</td><td>Manic</td><td>Mild/ Moderate/ Severe</td><td>· with catatonic features
· with postpartum onset</td><td rowspan="4">with /without interepisode recovery
with seasonal pattern
with rapid cycling</td></tr>
<tr><td>Hypomanic</td><td></td><td></td></tr>
<tr><td>Depressed</td><td>Mild/ Moderate/ Severe</td><td>· with catatonic features
· with atypical features
· with melancholic features
· with postpartum onset</td></tr>
<tr><td>Mixed</td><td>Mild/ Moderate/ Severe</td><td>· with catatonic features
· with atypical features
· with melancholic features
· with postpartum onset</td></tr>
<tr><td rowspan="2">Bipolar II disorder</td><td rowspan="2">Most recent episode</td><td>Hypomanic</td><td></td><td></td><td></td></tr>
<tr><td>Depressed</td><td>Mild/ Moderate/ Severe</td><td>· with catatonic features
· with atypical features
· with melancholic features
· with postpartum onset</td><td>with /without interepisode recovery
with seasonal pattern
with rapid cycling</td></tr>
</table>

양극성장애 1형에서는 가장 최근의 기분삽화의 종류, 심각도, 아형을 표기한다. 조증 삽화에서는 경도/중등도/중증삽화로 심각도를 나누고 catatonic feature, postpartum onset을 추가할 수 있으나 경조증 삽화는 심각도 분류 및 아형 분류가 없다. 양극성장애의 장기 경과에 따라 주요우울증과 마찬가지로 with/without interepisode recovery, with seasonal pattern을 판단하며, 2개월의 무증상기간으로 서로 구분될 수 있는 기분삽화가 1년에 4차례 이상 있었다면 with rapid cycling에 해당하는 기준을 추가하여 진단한다.

양극성장애 2형은 조증 삽화는 없으며, 경조증 삽화와 우울 삽화가 반복되는 상태를 일컫는다. 따라서 최근의 기분삽화를 경조증 삽화 또는 우울 삽화로 표시하며, 조증 삽화가 없다는 것 외에는 최근 기분삽화의 아형과 장기경과의 표시는 양극성장애 1형과 동일하다.

3. 진단 및 평가

1) 정신상태검사(mental status examination) 및 병력청취

50% 이상의 환자들이 자신의 우울한 기분을 부정한다는 보고들도 있으며 조증 삽화의 환자들은 병식이 부족하고 현실 판단 능력이 떨어지는 경우가 많다. 따라서 주의 깊은 정신상태검사, 일상생활 수행 정도 및 병력의 정확한 평가, 보호자 등 주변인의 보고 청취 등을 종합하여 기분삽화를 진단하여야 한다.

2) 유용한 평가도구

진단 및 치료 계획 수립, 치료 효과의 평가에 있어 임상의의 판단에 보조적 역할을 한다. 그러나 평가 도구는 정신상태검사, 병력 청취, 환자의 전반적인 기능수행 정도 평가 및 정신역동적 관점에서의 환자 평가 등 진단적 절차를 대체할 수 없으며 모든 판단은 임상의의 평가가 우선되어야 한다.

표 2-6 기분장애의 평가 도구

Scale	Classification	Descriptions	Essential features
Hamilton Rating Scale for Depression (HAM-D)	Clinical interview	17-24 items 3- to 5-point severity scales	· Neurovegetative function 에 초점
Beck Depression Inventory (BDI)	Self-report	20 items 4-point intensity scales	· Beck 의 인지적 관점을 기반으로 개발된 척도
Raskin Depression Scale	Clinical interview	5-point intensity scales range 3-13	
Montgomery-Asberg Scale	Clinical interview	10 items 6-point intensity scales	
Manic-State Rating scale	Observer rating	26 items each scored for frequency and intensity	· Bipolar depression 평가에 유용함
Geriatric Depression Scale (GDS)	Self-report	30 items yes/no 10 negatively keyed 20 positively keyed	· 노인환자의 특성 고려 · 신체 증상 배제

3) 감별진단

(1) 내외과적 질환과의 감별진단

기분 장애와 관련하여 여러 신체 증상이 발생할 수 있으며, 공존하는 신체 질환이 있을 경우 치료와 관련된 예기치 않은 약물 부작용 등이 발생할 수 있으므로 진단 및 평가 시작 시에는 물론, 정기적인 검사실 검사가 필요하다.

■ 기본 검사실 검사 (임상검사 지침서, 신경정신의학회)

- 혈액검사 : CBC with WBC count
  blood glucose, BUN/Cr, liver function test, lipid profile
  Venereal Disease Research Laboratory(VDRL), HBsAg, HBsAb

표 2-7 기분삽화와 감별해야 하는 내외과적 질환

Cardiovascular disease	Myocardial infarction Heart failure
Endocrine disease	Thyroid disease (hyper/hypothyroidism) Cushing's disease
Central nervous system	Parkinson's disease Alzheimer's disease Multiple sclerosis Brain tumors
Others	Rhematoid arthritis Systemic lupus erythematosis Metabolic abnormalities Cancer Acquired immune deficiency syndrome

thyroid function test

- 소변검사, 임신반응검사(가임기 여성의 경우)
- 심전도, 흉부 X선 검사
- 뇌영상 촬영은 운동, 감각, 시각, 행동, 인지기능의 현저한 변화가 있는 경우 혹은 정신상태의 변화, 신경학적 손실 등이 의심될 때, 진단이 불확실할 때 시행함.

또한 기분장애를 진단하기에 앞서 복용중인 약을 확인하고, 기분장애를 유발하거나 악화시킬 수 있는 약을 복용하고 있다면 중단하거나 교체하는 과정이 필수적이다.

(2) 정신질환과의 감별진단

- Substance-related disorder
- Psychotic disorder
- Eating disorder
- Adjustment disorder
- Somatoform disorders

표 2-8 기분삽화의 원인이 될 수 있는 약제들

Depression	Cardiac and hypertensive drugs : reserpine Sedatives and hypnotics Steroid and hormones Stimulant and appetite suppressants : amphetamine, methylphenidate, sibutramine Analgesics and anti-inflammatory agents, NSAIDs Anticholinesterases
Mania	Central nervous system depressant : alcohol Stimulants : amphetamines, cocaine, methylphenidate, pseudoephedrine Central nervous system medications : amantadine, antidepressants, bromocriptine Systemic medications : corticosteroids, metoclopramide, theophylline, cholroquine

- Anxiety disorders
- Uncomplicated bereavement : 사별 이후 증상이 2개월 이상 지속되는 경우, 무가치함(worthlessness)에 대한 과도한 집착, 자살사고 혹은 자살시도, 기능의 현저한 저하, 정신병적 증상 및 과도한 정신운동성지체가 있을 경우에는 우울 삽화의 진단 고려
- 주요우울증 vs. 양극성장애

4. 치료

1) 주요우울증

증상의 시기별로 치료 전략을 수립한다.

- 급성기(acute phase) : 증상을 최대한 빨리 완화시켜 관해(remission) 유도
- 지속기(continuation phase) : 관해를 유지하여 증상의 재발생(relapse)을 예방하는 시기로, 치료 시작 후 16-20주 정도

표 2-9 양극성장애 가능성을 시사하는 임상적 소견들

Early age at onset
Psychotic depression before 25 years of age
Postpartum depression, especially one with psychotic features
Rapid onset and offset of depressive episodes of short duration (〈3 months)
Recurrent depression (more than 5 episodes)
Depression with marked psychomotor retardation
Atypical features (reverse vegetative signs)
Seasonality
Bipolar family history
High-density, three-generation pedigrees
Trait mood lability (cyclothymia)
Hyperthymic temperament
Hypomania associated with antidepressants
Repeated (at least three times) loss of efficacy of antidepressants after initial response
Depressive mixed state (with psychomotor excitement, irritable hostility, racing thoughts, and sexual arousal during major depression

- 유지기: 기분삽화의 재발(recurrence)을 예방하기 위해 치료를 유지하는 시기

(1) 급성기 치료(acute treatment)

우울 증상을 조절하여 가능한 빨리 증상의 관해를 얻는 것을 목표로 한다.

환자의 연령, 임상증상의 심각도, 아형, 일상생활 수행 정도 및 지지체계의 정도 등을 고려하여 초기의 치료 전략을 결정한다. 경도의 우울증은 정신사회적 치료(정신교육, 문제해결기술, 지지적 면담) 단독으로도 항우울 효과가 있다는 보고가 있으나, 중등도 이상의 경우 항우울제 치료를 기반으로 한 생물학적 치료를 우선 시행하며 정신사회적 치료를 함께 시행하는 것이 좋다. 경도의 우울증에서도 정신사회적 치료가 어렵거나 환자가 약물치료를 원하는 경우에는 약물치료를 시행한다. 자신이나 타인을 해칠 우려가 높거나 사회적, 직업적 기능 저하가 심각하다면 입원을 고려한다. 구체적 예는 표 2-10과 같다.

표 2-10 우울증의 입원기준

- 자살 혹은 타살의 위험성이 높을 때
- 신체적으로 쇠약하거나 불면증이 심할 때
- 정신병적 증상이 동반되어 있을 때
- 병식이 없거나 또는 치료를 거부하여 부정적인 결과가 예상될 때
- 돌봐줄 주변 사람이 없거나 가족들이 지지적이지 않을 때
- 신체 질환이 동반되어 있거나 약물 조절이 어려울 때
- 진단적 평가가 필요할 때
- 사회적, 직업적 기능 장애가 심각할 때

A. 약물치료

① 항우울제의 선택

특정 항우울제가 다른 항우울제에 비해 효과가 좋다는 근거는 확실치 않으므로 환자의 연령, 임상증상, 약물 복용 기왕력, 발생할 수 있는 항우울제의 부작용, 동반 질환 등을 고려하여 선택한다. 대부분의 항우울제는 치료 용량 복용 1-2주 후부터 임상적 효과가 나타나기 시작하므로 이에 대해 미리 환자에게 설명해주는 것이 좋다. 또한 약물의 지속적 복용 필요성, 발생 가능한 부작용, 향후 치료 계획 등에 대한 정신교육(psychoeducation)이 뒷받침되어야 한다. 특별한 부작용이 관찰되지 않는 한, 항우울제를 허용기준의 최대용량까지 점진적으로 증량하여 효과적 약물 용량을 최소 4-5주간 유지하는 것을 원칙으로 한다. 대개의 경우 효과적 약물 용량은 보통 imipramine 200-300mg 또는 fluoxetine 20-40mg과 동등한 효능을 지니는 용량을 뜻한다.

- 일차 치료로 현재 가장 많이 선택되는 것은 선택적 세로토닌 흡수 저해제(SSRI)이다. 삼환계 항우울제(tricyclic antidepressant, TCA), 단가아민 산화효소 억제제(monoamine oxidase inhibitor, MAOI)와 같은 항우울제도 우울증 치료에 효과가 입증되어 있으나, 기존의 TCA나 MAOI에 비하여 부작용 측면에서 유리하기 때문에 대부분 SSRI가 일차 치료약물로 사용된다. SSRI는 기본적으로 모두 세로토닌 재흡수 억제 작용을 지니지만, paroxetine과 fluoxetine은 다른 SSRI에 비해 상대적으로 노르에피

표 2-11 항우울제의 시작/허용 용량

Antidepressant	Generic name	Starting dose (mg)	Recommended daily dose (mg)	Half life (hrs) (mean)
Selective serotonin reuptake inhibitors (SSRIs)	Citalopram	20	20-40	35
	Escitalopram	10	10-20	27-32
	Fluoxetine	20	20-60	72
	Fluvoxamine	50	50-300	15
	Paroxetine	20	20-60	20
	Paroxetine CR	25	25-62.5	15-20
	Sertraline	50	50-200	26
Serotonin-norepinephrine reuptake inhibitors (SNRIs)	Venlafaxine	37.5	75-225	5
	Venlafaxine XR	37.5	75-225	5
	Duloxetine	30	60-90	12
	Milnacipran	25	100	8
Norepinephrine and serotonin specific antidepressant (NASSA)	Mirtazapine	15	15-45	20
Norepinephrine-dopamine reuptake inhibitors (NDRIs)	Bupropion	150	300	14
	Bupropion SR	150	300	21
	Bupropion XL	300	300	21
Tricyclic antidepressants (TCAs)	Amitriptyline	25-50	100-300	16
	Clomipramine	25	100-250	32
	Imipramine	25-50	100-300	8
	Nortriptyline	25	50-150	27
Monoamine oxidase inhibitors (MAOIs)	Phenelzine (irreversible)	15	15-90	2
	Moclobemide (reversible)	150	300-600	2
	Transdermal selegiline	6	6	18-25

네프린 재흡수 억제 작용이 강하고, sertraline은 도파민 재흡수 억제 작용이 강하다.

표 2-12 주요 항우울제의 작용 기전

Antidepressants	Mechanism
Fluoxetine	SSRI, 5HT2C antagonist Norepinephrine and Dopamine Disinhibiting properties(NDDI)
Sertraline	SSRI, Dopamine transporter inhibition
Paroxetine	SSRI, Norepinephrine transporter inhibition Muscarinic anticholiniergic action
Fluvoxamine	SSRI, sigma 1 receptor binding properties
Escitalopram	Quintessential SSRI
Venlafaxine	SNRI Sertotonergic actions at low dose/noradrenergic actions at high dose
Bupropion	NDRI
Mirtazapine	Presynaptic α2 antagonist 5HT2A, 5HT2C, 5HT3 antagonist Histamine 1 antagonist
Trazodone	5HT2A antagonist Dose-dependent 5HT2C antagonist Histamine 1 agtagonist

SSRI 사용 초기에는 일시적으로 불안, 초조 증상을 증가시키거나 소화기계 부작용을 호소할 수 있기 때문에 소량으로 시작하여 임상 효과 및 부작용 등을 평가하면서 2-3주에 걸쳐 서서히 증량한다. 간 질환(hepatic disease)을 지닌 환자나 노인 환자에서는 대개 시작 용량의 절반 용량부터 시작하는 것이 좋다.

두 가지 이상의 serotonergic 약물을 복용하는 경우 세로토닌 증후군(serotonin syndrome)이 발생할 수 있으므로 유의한다. 세로토닌 증후군의 흔한 증상은 설사, 발한, 손떨림, myoclonic jerk, 의식 혼란(confusion) 등이며 세로토닌 증후군이 의심되는 경우 SSRI는 즉시 중단한다. 또한 임상증상의 호전을 위해 5-HT2A 길항제인 cyproheptadine을 쓸 수 있다.

우울증 치료에서 SSRI는 고용량이라고 해서 효과가 더 좋은 것이 아니므로(flat dose response), 권고 용량까지 증량한 후에는 최소 4주 이상 용량을 유지하며 특별히 고용량을 사용할 필요는 없다.

- 세로토닌-노르에피네프린 흡수 저해제(SNRI)의 부작용은 대부분 SSRI와 비슷하다. 그러나 venlafaxine 은 용량이 증가할수록 고혈압 위험성이 높아지는 것으로 알려져 있으며 300mg/day 이상의 용량에서는 고혈압 발생률이 13%에 이른다. 따라서 응급으로 치료가 필요한 심한 고혈압을 지니고 있다면 용량 감량이나 약물 변경을 고려한다. Venlafaxine은 SSRI와 달리 용량 의존적 효과를 가지므로(dose-response relation) 증상이 경한 우울증에서는 소량, 심한 우울증에서는 고용량으로 치료할 수 있다.
- Duloxetine은 주요 우울증과 당뇨성 말초신경병증의 통증 조절에 FDA 승인을 받았으며 venlafaxine과 달리 고혈압 위험이 적다. 가장 흔한 부작용은 치료 초기 일시적으로 나타나는 오심(nausea)으로, 용량 의존적으로 발생하기 때문에 치료 첫 주간은 30mg/day 용량을 유지하는 것이 좋다. 간 질환자, 신장 질환자에서는 추천되지 않는다.
- Mirtazapine은 치료 첫 주부터 불안, 불면을 감소시킬 수 있으며 소화기계 부작용이 적다는 장점이 있다. 또한 성기능 부작용과 약물상호작용도 적은 편이다. 가장 흔한 부작용은 졸림, 체중 증가, 어지러움이다. 또한 드물게 백혈구 감소증(agranulocytosis)을 일으킨다는 보고가 있었으나 정확한 빈도가 알려지진 않아 정기적 혈액 검사가 권고되진 않는다.
- Bupropion은 체중 증가가 적고, 심장 전도 기능에 영향을 미치지 않으며 성기능 부작용도 없기 때문에 부작용 측면에서 유리하다. 그러나 용량 증가 시 경련 발생 위험이 있기 때문에 간질, 두부 외상의 과거력, 중추 신경계 질환이 있는 환자에서는 쓰지 않는 것이 좋다. 또한 SR 제제의 경우 한 회 복용 용량이 200mg을 초과하지 않도록 한다(XL 제제는

한 회 복용 용량 450mg 까지 가능하다). 치료 초기 나타나는 흔한 부작용은 두통, 불안, 발한 증가, 소화기계 부작용이며 종종 손떨림, 정좌불안(akathisia)도 발생할 수 있다.

표 2-13 항우울제의 흔한 부작용

Antidepressants	Sedation	Weight gain	Sexual dysfunction	Other
SSRIs	Minimal	Rare	Yes	Initial : nausea, GI trouble, headache, insomnia
Buporopion	Rare	Rare	Rare	Initial: nausea, headache, anxiety Seizure risk
Venlafaxine	Minimal	Rare	Yes	Similar to SSRIs Dose-dependent hypertension
Mirtazapine	Yes	Yes	Rare	Anticholinergic effects May increase serum lipid levels Rare : peripheral edema, agranulocytosis
TCAs	Most, yes	Yes	Yes	Anticholinergic effects Quinidine-like effects on cardiac conduction Lethal in overdose
MAOIs	Rare	Yes	Yes	Orthostatic hypotension Avoid in patients wit CHF Life-threatening drug interactions Dietary restrictions

표 2-14 항우울제의 부작용 기전

Side effects	Mechanism
Initial anxiety	Acute stimulation of 5HT2A, 5HT2C receptors in amygdala, limbic cortex
Akathisia mild Parkinsonism	Acute stimulation of 5HT2A recpetors in basal ganglia → inhibition of dopamine neurotransmission
Sexual dysfunction	Stimulation of 5HT2A, 5HT2C receptors in spinal cord
Muscle movements during the night	Stimulation of 5HT2A receptors in brainstem sleep center
Nausea, vomiting	Stimulation of 5HT3 receptors in hypothalamus or brainstem
GI trouble	Stimulation of 5HT3, 5HT4 receptors in GI tract
Constipation, dry mouth blurred vision	Blockade of M1 muscarinic cholinergic receptors
Sedation, Wt.gain	Blockade of histamine 1 receptors
Orthostatic hypotension	Blockade of α1 adrenergic receptors

② 항우울제의 교체

치료 효과를 판정하기 위한 최소한의 치료 기간에 대해서는 의견이 다양하나, 대개 6주 또는 8-12주 정도를 적절한 치료기간으로 본다(미국정신약물학회 : 6주 권고, 미국 국립정신건강 연구소(National Institute of Mental Health;NIMH) : 8-12주 권고).

위의 기간 동안 항우울제를 유지하였음에도 불구하고 증상의 호전이 없거나 악화되는 경우 다음 사항들을 우선 고려한다.

- 진단이 주요 우울증이 맞는가?
- 충분한 용량을 사용하였는가?
- 환자가 처방대로 약 복용을 정확히 하였는가?
- 항우울제의 효과를 저해할 수 있는 약물상호작용을 지닌 다른 약을 복용하고 있는가?
- 알코올 의존 등 다른 동반 질환을 가지고 있지는 않은가?

- 성격 문제나 해결되지 않은 심리사회적 스트레스를 지니고 있지 않은가?

치료 효과를 저해하는 다른 요인들이 없는 것이 확인되었다면 항우울제의 교체를 고려할 수 있다. 현재 한 항우울제에서 특정 항우울제로 교체하는 것이 더 효과적이라는 근거는 부족하나 서로 다른 계열의 항우울제로 교체하는 것이 치료효과가 우수하였다는 보고들이 있다. 항우울제를 교체할 때에도 환자의 이전 치료 경력과 부작용 측면을 고려한다.

③ 강화 약물의 추가

일반적으로 항우울제 사용 후 부분적 반응을 보이는 경우 강화 약물을 사용하는 것이 도움이 될 수 있다고 알려져 있다. 특정 강화 약물의 추가가 다른 강화 약물의 추가보다 더 효과적이라는 근거는 부족하다. 흔히 사용되는 강화 약물은 다음과 같다.

ⓐ Lithium

- 600-900 mg/day, 혈중 농도 0.4 mEq/L 이상이 되어야 효과가 있음.

ⓑ Thyroid hormone

- T3(liothyronine), T4(thyroxine)
- 항우울제에 반응이 없는 환자의 25-50%에서 갑상선 호르몬의 병용이 항우울효과를 보이며, 치료 반응을 빠르게 함.
- 특히 여성에서 효과가 좋음.

ⓒ Psychostimulant

- methylphenidate 10-40 mg/day, dextroamphetamine 5-20 mg/day
- 불면, 불안을 유발할 수 있으므로 아침 시간에 처방하는 것이 권고됨
- 특히 노인, 정신운동지체가 심한 우울증 환자에서 효과가 있음
- 약물 남용 경력이 있는 환자에서는 피하는 것이 좋음.

ⓓ 비정형 항정신병약물

- 정신병적 증상을 동반하지 않은 우울증에서도 강화요법으로 연구되고 있음.
- 치료 반응을 빠르게 해주고 불안, 초조 증상을 줄일 수 있음.

강화요법 후에도 임상적 효과는 약 3-4주 후부터 나타난다. 강화요법이 효과가 있으면 관해 후 6-9개월을 더 유지한 후 서서히 추가 약물을 중단하도록 한다.

④ 항우울제의 병합

특정 항우울제의 병합이 다른 병합보다 효과적이라는 근거는 부족하며, 서로 다른 기전을 갖고 있는 항우울제를 병합하는 것이 일반적이지만 SSRI끼리 병합하는 것도 시도할 수 있다. 병합 요법 시에는 부작용 증가 및 약물상호작용에 유의해야 한다.

표 2-15 항우울제 및 기분조절제의 주요 약물상호작용

	CYP 1A2	CYP 2D6	CYP 3A3/4
Substrates	Aminophylline Amitryptyline Caffeine Imipramine Theophylline	Most antipsychotics Lipophilic β blockers Tricyclic antidepressants Trazodone Venlafaxine Paroxetine Atomoxetine Codeine	Alprazolam Carbamazepine Lamotrigine Oral contraceptives Quinidine Steroids Zolpidem Buspirone
Inhibitors	Cimetidine Ciprofloxacin Fluvoxamine Ketoconazole	Bupropion Cimetidine Duloxetine Fluoxetine Paroxetine Sertraline	Fluvoxamine Fluoxetine Some macrolides Nefazodone Verapamil

B. 기타 생물학적 치료

① 전기경련요법(electroconvulsive therapy, ECT)

약물치료 경험이 없는 환자의 1차 치료보다는 정신병적 양상을 동반한 우울증의 중증 삽화에서 항우울제와 항정신병약물의 병합치료에 반응을 보이지 않는 환자의 경우에서 권장된다. ECT 후에는 재발방지를 위한 약물치료 유지

표 2-16 우울증에서 전기경련요법의 적응증

- 중증 우울증 환자에서 심각한 자살위험이 있는 경우
- 약물치료로 빠른 효과를 기대하기 어려운 경우
- 약물을 복용할 수 없는 심각한 내과적 질환이 있을 때
- 노인, 임산부 등 약물치료가 어려운 경우

가 필요하다.

② 반복경두개 자기자극술(repetitive transcranial magnetic stimulation, rTMS)

- 우울증 치료에 FDA 승인
- 주 5회, 10-20 Hz frequency, 120% of motor threshold, 4-6주 유지 필요(O'Reardon et al, 2007). 추가적인 연구가 더 필요함.

③ 미주신경자극술(vagal nerve stimulation, VNS), 심부뇌자극술(deep brain stimulation, DBS)

- 치료저항성 우울증 환자에게 시도되고 있음.

④ 광치료(light therapy)

- 계절성 양상을 보이는 우울증의 치료에 효과가 있음. 매일 아침 일어나자마자 10,000 lux 빛을 쬐는 것이 효과적이나, 유지효과는 크지 않음.

C. 정신사회적치료

① 인지행동치료

심한 우울증에서도 항우울제만큼 효과적이며 급성기 우울증 재발률을 감소시킬 수 있다. 그러나 심각한 우울증에서는 약물치료와 병합하는 것이 바람직하다.

② 대인관계정신치료(interpersonal therapy, IPT)

경도, 중등도 우울증에서 대인관계의 문제가 있을 때 효과적이다. 인지행동치료에 비해 우울증 재발방지 효과는 떨어지나 관해율에서는 동등한 효과를 보인다.

③ 정신치료(psychodynamic psychotherapy)

(2) 지속치료와 유지치료 (continuation/maintenance treatment)

급성기 치료 이후 첫 삽화인 우울증은 2년간, 두 번째 이상 삽화인 경우에는 부정 장기간 약물을 유지하도록 권장된다. 약물치료의 용량은 급성기 용량을 그대로 유지하거나 환자의 상태에 따라 급성기 용량보다 감량하여 유지할 수도 있다. 재발 방지 효과를 최대화하기 위하여 정신사회적치료의 병합치료를 고려한다.

(3) 우울증의 아형에 따른 고려

A. 정신병적 증상을 동반한 우울증

높은 자살률과 관련이 있으며 대부분 심각한 증상을 보이므로 적극적 약물치료, 전기경련요법 등이 우선적으로 고려된다. 항우울제 또는 항정신병약물의 단독치료보다 항우울제와 항정신병약물의 병합치료가 권장된다. 그러나 특정 항우울제, 항정신병약물이 더 효과적이라는 연구 결과는 부족하다.

B. 멜랑콜리형 우울증(melancholic depression)

다른 아형에 비해 유전적 요소가 높고 증상이 심하고 삽화가 뚜렷하며, 시상하부-뇌하수체-부신피질 축(hypothalamus-pituitary-adrenal axis)의 과활동성 등 생물학적 변화가 두드러진다고 알려져 있다. 항우울제, 전기경련치료와 같은 생물학적 치료에 반응이 우수하다.

삼환계 항우울제가 특히 치료반응이 좋다는 연구들이 있으나 최근의 연구가 아니고 꾸준히 재검증되지 않아 결론을 내리기는 어려운 상태이다. 다른 우울증 아형과의 약물치료 효과 직접 비교 연구는 많이 부족하므로, 추후 연구가 필요하다.

C. 비전형적 우울증(atypical depression)

비전형적 우울증 환자들은 발병 연령이 어리고 불안 증상과의 동반이 많으며, 증상의 심각도가 더 심한 것으로 보고되었다(Novick JS et al, J Clin Psychiatry 2005). MAOIs, SSRIs 가 삼환계 항우울제보다 더 우수한 치료 효과를 보인다.

D. 계절성 우울증(seasonal depression)

일반적인 우울증 치료와 다르지 않으나 광치료(light therapy)의 효과가 높은 것으로 보고되고 있어 증상이 가벼운 경우 광치료 단독요법을 시행할 수 있다. 항우울제 중에서는 SSRI와 reboxetine, bupropion도 계절성 우울증 치료에 효과가 있다고 보고되었다. 증상으로 볼 때 계절성 우울증은 비전형적 증상을 보이는 경우가 많아 진정작용이 강한 약물은 선호되지 않는다.

2) 양극성장애

(대한 정신약물학회가 2006년 제시한 양극성장애의 한국형 약물치료 알고리듬을 바탕으로 작성하였음)

(1) 급성 조증의 치료

초기 치료 전략으로 기분조절제(mood stabilizer)와 항정신병약물의 병합치료, 또는 기분조절제 단독치료가 권장된다. 여러 치료 지침 상에서 병합 치료와 단독 치료 중 어느 것이 우선하는가에 대한 합의는 아직 이루어지지 않은 상태이며, 논란이 많다. 한국형 약물치료 알고리듬은 유쾌성 조증(euphoric mania)의 경우 기분조절제의 단독 치료도 시도할 수 있다고 명시하였다. 조증의 모든 경우에 divalproex와 lithium이 일차로 선호되는 기분조절제이나, 혼재성(mixed)/불쾌성(dysphoric) 조증인 경우에는 lithium보다 divalproex가 좋은 효과를 보인다.

전형 항정신병약물(typical antipsychotics)은 우울증상을 야기하고 순환을 악화시키며 부작용이 많으므로 일차 약물로 권고되지 않으며, 비전형 항정신병약물을 사용하는 것이 권고된다. 비전형 항정신병약물은 모두 급성기 조증의 치료에 FDA 승인을 받았으며, 특정 약물이 다른 약물보다 효과적이라는 근거는 부족하다. 그러나 최근 olanzapine이 우수한 항조증 효과를 보인다고 보고되면서 일부 치료 지침들은(ex. American Psychiatric Association Practice Guideline for the Treatment of Patients with Bipolar diosrder) olanzapine 단

표 2-17 조증의 초기 약물치료 전략

Subtype	Treatment
Hypomania	mood stabilizer (lithium or divalproex)
Euphoric mania	mood stabilizer (lithium or divalproex) + atypical antipsychotics (quetiapine, olanzapine, risperidone)
Mixed mania	mood stabilizer (divalproex) + atypical antipsychotics (quetiapine, olanzapine, risperidone)
Mania with psychotic features	mood stabilizer (lithium or divalproex) + atypical antipsychotics (olanzapine, risperidone, quetiapine)

독치료도 일차 치료로 인정하고 있다. 적극적 초기 치료에도 불구하고 치료 반응이 없다면 다른 일차 약물을 추가하는 것이 권장된다. 한국형 약물치료 알고리듬에서는 lithium, divalproex, 비전형 항정신병약물의 병용을 다음 단계로 시행하며, 이러한 조합에도 효과가 없다면 carbamazepine 추가를 권고하고 있다. 단 정신병적 조증의 경우, 항정신병약물과 기분조절제의 병용투여에 효과가 없다면 먼저 항정신병약물을 교체하며, 이 때에도 비전형 항정신병약물을 선택하고, 그 후에도 효과가 부족하다면 비전형 항정신병약물과 lithium, divalproex를 병용한다. 기존의 치료 지침들에서 치료에 저항을 보이는 조증의 경우 clozapine 사용, topiramate 등 새로운 항경련제 추가 등의 지침들이 있으나 일치된 의견은 없어 추후 연구가 더 필요하다.

(2) 양극성 우울증의 치료

경도의 우울증에는 기분조절제를 단독으로 사용하고, 중등도의 우울증이나 정신병적 증상을 동반하지 않은 심한 우울증에는 항우울제와 기분조절제를 병용하며, 정신병적 우울증의 경우에는 항우울제, 기분조절제 및 항정신병약물 세 가지를 병용한다. 일반적으로 기분조절제는 양극성 우울증에 비해 조증에 더 효과가 있는 것으로 알려져 있으나 lamotrigine의 경우 급성 조증보다 양극성 우울증에 효과가 있고 치료에 저항을 보이는 경우 뿐 아니라 장기 유지치료 및 II형 양극성장애의 급속 순환에도 효과를 보이고 있다. 양극성 우울증의 첫 삽화에 사용하는 기분조절제로는 lithium이나 divalproex가 권장되나, 항우울제와 병용하는 경우에는 carabamazepine도 일차 약물로 사용할 수 있다.

항우울제의 사용에 관해서는 일치된 의견이 부족하나, 점점 양극성 우울증의 초기 치료부터 항우울제의 투여를 권하는 추세이다. 단 항우울제로 인한 조증, 경조증 삽화로의 전환, 급속 순환형 발생 가능성은 임상가가 항상 염두에 두어야 한다. 일반적으로 양극성 우울증에 항우울제를 사용한다면 조증유발과 급속 순환의 위험이 적은 SSRIs, bupropion, venlafaxine 등이 권장되나 연구가 더 필요하다. 삼환계 항우울제는 조증 전환이 다른 항우울제에 비해 높다는 보고들이 있었으므로 유의한다. 통상 항우울제의 용량은 일반적으로 저용량에서 시작하여 서서히 증량하고, 단극성 우울증과 마찬가지로 최대 용량을 사용할 수 있다. 항정신병약물 중 risperidone과 olanzapine은 항우울 효과가 있는 것으로 알려져 있으며 특히 olanzapine은 양극성 우울증에서 기분조절제 같은 효과를 가지고 있다는 보고가 있다. 반면 전형 항정신병약물은 가급적 피하는 것이 좋다. 만약 기분조절제를 이미 사용하고 있던 경우에 우울 삽화가 발생하였다면 혈중 농도를 체크하고 용량을 최적화하는 것이 우선된다. 만일 기분조절제의 용량이 충분하다면 다른 기분조절제를 추가하거나 항우울제를 추가하는 것이 권고된다. 위의 치료에 반응하지 않는 경우 기분조절제의 추가 혹은 교체, 항우울제의 교체 등의 방법이 있으나 이에 대한 합의점은 아직 이루어지지 않았다. 기분조절제를 바꾸는 경우, lithium을 사용하고 있다면 divalproex 또는 carbamazepine으로 교체하며 lithium이 아닌 기분조절제를 사용하고 있다면 lithium으로 교체하고, lamotrigine도 고려할 수 있다.

항우울제의 교체 시에는 가급적 다른 계통의 약물로 교체한다. 치료 저항을 보이는 환자에게 갑상선 호르몬, clozapine, 정신자극제, calcium channel blocker, 광선 요법 등 여러 전략에 대한 연구들이 있으나 아직 결과가 부족하고 뚜렷한 지침은 없다. 일반적으로 약물치료로 급성기 우울 삽화가 관해된 후에는 항우울제를 감량해서 끊는 것을 권장한다. 한국형 약물치료 알고리듬에서는 중등도 우울증인 경우 2-4개월, 정신병적 우울증에는 3-5개월 항우울제를 유지하도록 하고 있다. American Psychiatry Association의 알고리듬에서는 증상이 완화되고 2-6개월 정도 항우울제를 유지하도록 권장한다. 정신병적 양극성 우울증에서 항정신병약물은 항우울제보다 짧게 사용하기를 권장하는데, 일반적으로 항정신병약물은 정신병적 증상이 지속되지 않는 한 급성 증상이 사라지면 중단하도록 한다.

(3) 유지 요법과 장기 예방요법

한국형 약물치료 알고리듬을 포함한 대부분의 치료 지침에서는 부정기간 동안 급성기 동안 효과가 있었던 기분조절제를 유지하는 것을 원칙으로 한다. 특히 중증의 조증 삽화, 양극성장애의 가족력, 2회 이상의 조증 삽화, 3회 이상 삽화가 있는 2형 양극성장애의 경우 평생 동안 예방요법을 하도록 권고하는 치료 지침들도 있다(ex. Texas Medication Algorithm Project, Expert Consensus guideline, Canadian Network for Mood and Anxiety Treatment). 유지 요법으로서 항정신병약물의 사용에 대해서는 필요치 않다면 끊어야 하며, 예방을 위한 사용은 권하지 않으나 구체적 권고안은 부족하다.

(4) 기분조절제의 구체적 사용 전략

A. Lithium

① 용법

- lithium의 용량은 혈중 농도, 임상증상, 부작용을 평가하여 결정한다.
- 양극성장애 치료 시 유효 혈중 농도는 0.5-1.2mEq/L 이며 급성 조증의 조절을 위해서는 0.8mEq/L 이상 유지하도록 권장된다.
- 혈중 농도를 측정할 때에는 마지막으로 lithium을 복용하고 12시간 경과 후에 측정한다. 혈중 농도를 측정하여 일정 용량을 결정한 후에는 첫 3개월간은 한 달에 한 차례씩, 그 이후부터는 3개월마다 한 차례씩 혈중 농도를 모니터링한다.
- 용법은 하루 한 번씩 복용하거나 나누어 복용하는 것 모두 가능하다.

■ lithium 치료 시 조심해야 할 것들에 관해 환자에게 충분히 설명해 주어야 한다. 특히 수분이나 염분 섭취에 따라 lithium 대사가 영향을 받기 때문에 주의를 기울여야 한다.

표 2-18 lithium 혈중 농도에 영향을 미칠 수 있는 요인들

Lithium 혈중 농도 증가	저염식이 Dehydration : 땀, 구토, 설사 등 NSAIDs Thiazide diuretics Potassium sparing diuretics ACE inhibitors
Lithium 혈중 농도 감소	고염식이 Osmotic diuretics : mannitol, urea Xanthine : aminophylline, caffeine, theophylline Carbonic anhydrase inhibitors : acetazolamide

② 부작용 및 금기

■ 금기 : 신기능 저하 환자, 심장 전도기능에 이상이 있는 경우
갑상선 질환자는 갑상선 질환에 대한 적절한 치료가 이루어지고 있다면 주의 깊은 모니터링과 함께 투여할 수 있다.
임신 중 사용-Ebstein's anomaly 0.1-0.7% (cf. 일반인구에서는 0.01%)
다른 선천성 기형의 위험도 높임

■ 신장 부작용(renal effects)

ⓐ 신성요붕증(nephrognic diabetes insipidus:NDI)

- vasopressin 억제하여 유발 가능
- lithium 복용 중인 환자의 60% 이상이 위의 기전으로 인해 다뇨를 호소한다고 알려져 있으며, 대개 lithium 을 중단하면 가역적으로 회복되나 다뇨로 인하여 탈수, 리튬 독성, 전해질 이상 등 심각한 부작용이 있을 수 있다.

- 다뇨 시의 관리
수분 섭취 권장, 효과가 있는 최소 용량 유지
하루 한 번 복용하도록 하는 것이 소변량 감소에 도움이 될 수 있음
일부에서 K+보충이 도움이 될 수 있음 : 10-20 mEq/day
lithium으로 유발된 NDI 치료 : amiloride 5-10 mg twice a day

ⓑ 간질성 신장염(interstitial nephritis)
- 장기간 lithium을 복용한 경우, 하루 여러 차례 복용한 경우가 관련 있는 것으로 보고됨
- 지속적 BUN/Cr 모니터링이 필요

■ 갑상선 부작용(thyroid dysfunction)
- lithium을 복용하는 환자의 20%에서 가역적인 갑상선 기능 저하 발생
- 6-12개월마다 갑상선 기능 검사 필요함
- 갑상선 기능 저하는 우울 삽화 발생, 급속 순환형으로의 전환을 유발할 수 있으므로 유의

■ 신경계 부작용(neurotoxicity)
- 진전 : β-blocker(ex. prpranolol) 〈80 mg/day 로 조절

■ 기타 부작용
- 심장 부작용 : T wave flattening, sinus node 억제
- 체중 증가
- 여드름, 건선(psoriasis), 모발 감소
- 치료 초기 오심, 설사 등 소화기계 부작용 흔함
- 백혈구 증가 : 가역적

■ 리튬 독성(lithium toxicity)
- 위험 요인 : 고용량의 lithium 복용, 신기능 저하, 저염식이, 탈수, 노인, lithium 혈중 농도를 올릴 수 있는 약물상호작용을 지닌 약을 함께 복용한 경우

표 2-19 lithium 독성 증상

Lithium level = 1.5-2.0 mEq/L	
Gastrointestinal	Vomiting, Abdominal pain, Dryness of mouth
Neurological	Ataxia, Dizziness, Slurred speech, Nystagmus, Lethargy or excitement, Muscle weakness
Lithium level = 2.0-2.5 mEq/L	
Gastrointestinal	Anorexia, Persistent nausea and vomiting
Neurological	Blurred vision, Muscle fasciculations, Clonic limb movements, Hyperactive deep tendon reflexes, Choreoathetoid movements, Convulsions, Delirium, Syncope, Stupor, Coma, Circulatory faliure (lowered BP, cardiac arrhythmias, conduction abnormalities)
Lithium level 〉 2.5 mEq/L	
Generalized convulsions Oligouria and renal failure Death	

표 2-20 리튬 독성시의 처치

- Lithium 을 즉시 중단
- Hydration & maintenance of electrolyte balance
- Physical examination (including checking of vital signs), neurological examination
- 가능한 빨리 lithium 혈중 농도, 신기능(BUN/Cr), 심전도 측정
- 과량을 한 번에 복용하였고 시간이 얼마 경과하지 않았다면 위세척을 시행할 수 있음 (activated charcoal은 논란이 있음)†
- 혈액 투석 : lithium 혈중 농도 〉4.0 mEq/L, 심각한 증상 동반 시
- 투석을 할 경우 lithium 농도가 정상화되고 독성 증상이 소실될 때까지 6-10시간마다 반복해서 투석을 시행해야 함.

† Synopsis of Psychiatry, 10 th edition

B. Valproate

① 용법

- Valproate의 용량은 혈중 농도, 임상증상, 부작용을 평가하여 결정한다.
- 양극성장애 치료 시 유효 혈중 농도는 45-100 ㎍/㎖ 이며 급성 조증의

조절을 위해서는 50 μg/ml 이상 유지하도록 권장된다. 대부분의 환자들은 1,250-2,000 mg/day 의 용량을 필요로 한다.

- 처음 복용하는 경우 250 mg tid로 시작하여 점진적으로 증량하나, 급성기 빠른 증상의 조절이 필요하다면 20 mg/kg의 고용량으로 시작할 수 있다.
- 반감기가 짧은 편이지만 졸림 등의 부작용을 피하기 위해 취침 전 한 번 복용할 수도 있다.

② 부작용 및 금기

- 금기 : 간기능 저하 환자(relative contraindication), 항응고제 복용 중인 환자(anticoagulation therapy), 임신 중 사용-척추갈림증(spina bifida)을 비롯한 neural tube defect 위험성 증가
- 간 부작용(hepatotoxicity)
  - 간 효소 증가 : 정상 상한치의 3배 이내라면 용량 조절 혹은 valproate 중단 필요 없음
  - 10세 미만에서는 용량 비의존적 간부전의 증례들이 보고되어 있으므로 주의
- 조혈기계 부작용
  - 혈소판 증가
  - 응고기능이상(coagulation defects) : 정상 성인에서는 극히 드묾
- 소화기계 부작용
  - 소화불량, 오심, 속쓰림
  - 드물게 췌장염 발생 가능 : 급성 복통 호소 시 혈중 amylase 측정 필요
- 기타 부작용
  - 체중 증가
  - 진전, 졸림
  - 탈모 : zinc 보충이 도움이 될 수 있음(22.5 mg/day)

- 다낭성난소증후군 (polycystic ovarian syndrome)

C. Carbamazepine

① 용법

- 200mg twice a day 로 시작하여 3-5일마다 100mg/day 씩 증량한다.
- 간질 환자에서 유효 혈중 농도는 8-12㎍/㎖ 이다. 그러나 정신과 질환에서 carbamazepine을 사용하는 경우 혈중 농도와 임상 효과 간 상관관계가 부족하며, 혈중 농도보다 임상증상을 평가하는 것이 도움이 된다.
- Carbamazepine은 CYP450 3A4를 유도하는 동시에 CYP450 3A4에 의해 대사되므로(autoinduction), 수개월마다 용량 조절이 필요할 수 있다.

② 부작용 및 금기

- 금기 : 간 질환자, 혈소판 감소 혹은 백혈구 감소의 위험이 있는 경우
  임신 중 사용-척추갈림증, 두개안면이상(craniofacial anomaly)과 연관
  삼환계 구조를 지니고 있으므로 MAOIs와 함께 사용할 수 없음
- 조혈기계 부작용
  - 1-2%에서 양성 백혈구 감소 발생
  - 생명을 위협할 수 있을 정도로 심한 조혈기계 부작용(ex. 재생불량성 빈혈, 악성 백혈구 감소)은 1/125,000명 비율로 발생
  - 매 3개월마다 CBC 검사가 필요하며, 발열, 염증, 혈액 응고 지연, 출혈 등의 증상이 있을 경우 바로 검사를 시행할 수 있도록 환자 교육이 동반되어야 함
  - 절대호중구수(absolute neutrophil count:ANC) 〈1,000
    → carbamazepine 즉시 중단 및 혈액 내과 협진
- 간 부작용
  - 간 효소 증가 : 정상 상한치의 3배 이내라면 용량 조절, carbamazepine 중단 필요 없음

■ 발진

- 대개 치료 첫 수 주간(2-20주) 10-15% 환자에서 발진 발생
- 스티븐-존슨 증후군(Stevens-Johnson syndrome), 박탈성피부염(exfoliative dermatitis) 위험이 있으므로 대개 발진 발생 시 carbamazepine 중단을 권고
- Carbamazepine만이 증상 조절에 효과가 있는 약물이라면, prednisone 전처치(40 mg/day) 후 carbamazepine 시도해볼 수 있음

■ 기타 부작용

- 갑상선 호르몬 감소
- 저나트륨혈증(hyponatremia)
- 소화기계 부작용 : 오심, 구토
- 신경계 부작용 : 어지러움, 졸림, 운동실조(ataxia)
- 경구피임약의 작용 억제 : 다른 피임방법을 권고해야 함

D. Lamotrigine

① 용법

■ 25 mg once a day로 시작하여 2주 경과 후 50 mg/day, 다시 2주 경과 후 100 mg/day로 증량한다.

■ 단, valproate나 carbamazepine과 병용하는 경우 용량 조절이 필요하다.

■ 양극성장애 치료 시에는 carbamazepine과 같은 CYP 유도제 등과 병용하는 경우가 아니면 200 mg 이상의 사용은 추천되지 않는다.

② 부작용 및 금기

■ 발진

- 대개 치료 첫 8주에 5-10% 환자에서 양성 발진이 보고되었다.
- Lamotrigine의 발진은 치명적인 스티븐-존슨 증후군으로 이어질 수 있기 때문에(0.1-0.3%) 반드시 권고 용량대로 시작하는 것이 중요하다.

표 2-21 Lamotrigine 용량 조절 (mg/day)

Treatment	Weeks 1-2	Weeks 3-4	Weeks 4-5
Lamotrigine monotherapy	25	50	100-200 (500 maximum)
Lamotrigine + Carbamazepine	50	100	200-500 (700 maximum)
Lamotrigine + Valproate	25 every other day	25	50-200 (200 maximum)

- 치료 시작 전 환자에게 발진이 생길 시 바로 보고할 수 있도록 교육하고, 약물을 시작할 때 새로운 화장품이나 음식을 시도하는 것, 태양광 노출을 피하도록 한다.

■ 임신 중 사용이 구개열(cleft palate)과 연관이 있다는 보고가 있었다.

표 2-22 주요 기분 조절제

	Lihtium	Valproate	Carbamazepine	Lamotrigine
Half-life (hrs)	24	96	initially 25-65 decreases to 12-17 (autoinduction)	25-33
Starting dose	300mg twice a day	250mg 3 times a day or 20mg/kg	200mg twice a day	25mg/day
Therpeutic blood level	0.8-1.2mEq/L	45-125μg/ml	Not helpful	Not monitored
Metabolism	Renal	Hepatic	Hepatic	Hepatic
Contraindications	Renal dysfunction	Hepatic dysfunction	Hepatic dysfunction Bone marrow suppression	Hypersensitivity to lamotrigine
Key side effects	NDI Hypothyroidism Tremor Leukocytosis Weight gain Lithium toxicity	Hepatotoxicity Pancreatitis PCOS Weight gain Tremor Alopecia	Aplastic anemia Agranulocytosis Hepatotoxicity Rash	Life-threatening rash

표 2-23 기분조절제 사용 시의 검사 가이드라인

	Lihtium	Valproate	Carbamazepine	Lamotrigine
Serum drug level	처음 주 1회씩 2주간 안정 시 매 6개월마다	시작 후 5일째 이후 용량 변경시	시작 후 5일째 이후 용량 변경시	
CBC	기초검사 6개월마다 추적검사	기초검사 6개월마다 추적검사	기초검사 6개월마다 추적검사	기초검사
Renal (BUN/Cr)	기초검사 1년 동안 6개월마다 이후 1년마다 추적검사	기초검사	기초검사 6개월마다 추적검사	기초검사
Electrolyte	기초검사 6개월마다 추적검사		기초검사 6개월마다 추적검사	
Liver function test		기초검사 6개월마다 추적검사	기초검사 6개월마다 추적검사	기초검사
Thyroid function test	기초검사 6개월마다 추적검사			
EKG	40 세가 넘으면 매년 시행			
	심질환 병력시 기초검사		심질환 병력시 기초검사	

(정신과 Laboratory Test 가이드라인, 신경정신의학회)

5. 특정 환자군에서의 기분장애 치료

1) 임산부

(1) 주요우울증

임신 중 우울증은 열악한 산전 관리, 부적절한 영양, 산후 우울증의 위험 증가, 자살, 조산의 빈도 증가 및 미숙아의 출산 등 여러 부정적인 결과를 가져올 수 있으므로 정확한 평가와 치료 및 예방이 필요하다. 임신 기간 중 감정적으

표 2-24 임신, 수유 중 항우울제 사용에 관한 FDA 분류

	Generic name	Pregnancy risk category	Lactation risk category
TCAs	Amitriptyline	C	L2
	Desipramine	C	L2
	Imipramine	C	L2
	Nortriptyline	C	L2
	Clomipramine	C	L2
SSRIs	Citalopram	C	L3
	Fluoxetine	C	L2(infant) L3(neonate)
	Fluvoxamine	C	L2
	Paroxetine	D	L2
	Sertraline	C	L2
Other antidepressants	Bupropion	B	L3
	Mirtazapine	C	L3
	Venlafaxine	C	L3

로 가장 취약한 시기는 첫 삼분기, 출산 후 9주까지이다. 다른 정신과적 질환을 앓고 있을 경우, 임신 합병증이 생기는 경우, 태아 기형이 발견된 경우, 이전 유산 경험이 있는 경우, 사회적 지지가 부족한 경우, 경제적으로 어려운 임산부, 여성이나 배우자 혹은 둘 모두의 관계의 변화가 있는 경우, 그리고 생활사건들의 다양한 변화가 있을 때 우울증의 발생에 유의하여야 한다. 우울 증상이 가벼우며 지속된 기간이 짧고, 지지체계가 충분하다면 일차적으로 약물치료 대신 정신사회적 치료를 시도할 수 있다. 증상이 심하고 급격한 변화를 보이며, 정신병적 증상이 동반되거나 임신 유지에 어려울 정도의 신체증상을 동반한다면 약물치료 및 생물학적 치료를 고려해야 한다.

일반적으로 임신 첫 삼분기 동안은 항우울제 사용을 가능한 보류하지만 첫

삼분기 동안이더라도 증상이 심각하거나 약물 중단 후 재발한 만성 우울증의 과거력이 있는 경우에는 약물 사용으로 인해 얻게 될 위험성과 이득을 고려하여 약물 사용을 결정할 수 있다. 약물은 태아에 미칠 수 있는 영향을 고려하여 최소한의 치료 용량을 유지한다. 활성 대사물질이 적고 단백 결합률이 높아 태반 통과율이 낮으며 다른 약물과 상호작용이 적은 약물을 선택한다. 최근 paroxetine과 심장기형과의 관련성에 대한 보고들이 있어 paroxetine은 C에서 D로 하향 조정되었다. 또한 FDA에서는 임신 중 paroxetine 사용 시 신생아 폐고혈압과의 관련성에 대해 주의하고, 임신 초기 paroxetine을 사용한 경우 태아 심초음파를 시행할 것을 권고하였다.

(2) 양극성장애

양극성장애의 경우에도 증상이 경하거나 최근 기분삽화의 재발이 없이 안정된 상태가 유지되었다면 임신 전 기분조절제의 중단을 시도해볼 수 있다. 단 증상 재발을 판단하기 위한 정기적인 면담과 주의 깊은 모니터링이 필요하다. 증상이 심하거나 기분삽화의 재발 우려가 높아 약물 복용을 유지해야 한다고 판단되면 기분 조절제 중 리튬을 유지하는 것이 권고된다. 모든 기분조절제는 임신 중 복용 시 선천성 기형을 유발할 수 있는 위험이 있으나 lithium은 valproate, carbamazepine 등 다른 기분조절제에 비해서 유리하다. 단 태아 신기형 평가를 위한 태아 초음파를 포함하는 정기적 임산부 검진이 필수적이다. Lithium 복용 시에는 임상적으로 효과가 있는 최소 용량을 유지하고, 반드시 분복하며, 주의 깊게 혈중농도를 모니터링한다. 임신 중 입덧으로 인한 탈수, 자간전증(preeclampsia)의 발생은 리튬 농도의 급격한 변화 및 리튬 독성 발생을 유발할 수 있다. 분만 중 급격한 혈액 소실도 리튬 독성을 일으킬 수 있기 때문에, 제왕절개 24-48시간 전, 혹은 자연분만이 시작되면 즉시 lithium을 중단하고 분만 중 적절한 수액보충을 한다. 출산 후 산모가 안정되면 바로 lithium 치료를 재개한다.

표 2-25 자살 위험 요인

Prior suicide attempts
Axis I disorder : mood disorder, anxiety disorder, substance use disorders etc.
Axis II disorder : especially cluster B personality disorders
Recent negative life event
Recent discharge from psychiatric hospital
Family history of mental illness(suicide)
Sleep problems : severe insomnia
Agitation
Impulsivity
Panic attacks
Hopelessness
Bisexual or homosexual identity
Divorced, Seperated, or single marital status
Male sex
Physical illness and impairment
Unemployment

2) 노인

노인 환자에서는 부작용에 대한 주의가 더 필요하다. 대개의 부작용은 치료 초기에 나타나므로 노인 환자들에서는 정상 성인보다 적은 용량(정상 성인 용량의 50%용량)으로 약물을 시작하고 천천히 증량한다. 노인 환자가 항우울제를 복용할 때 가장 문제가 되는 부작용은 기립성저혈압(orthostatic hypotension)이다. 기립성저혈압이 의심되면 수분을 많이 섭취하게 하고, caffeine을 피하도록 하며, 천천히 일어날 수 있도록 하는 등 환자 교육이 필요하다. 낙상 위험성에 대해 주의해야 하며 특히 벤조디아제핀 등을 병용하는 경우 주변 간병인들에게도 위험성을 설명하여야 한다. 증상이 심하고 기능 저하가 두드러지거나, 약물의 부작용으로 약물을 복용할 수 없는 상황이라면 노인 환자에서도 전기경련요법을 시행할 수 있다. 인지기능 장애에 더욱 취약한 노인의 특성을 고려, 비우성반구의 일측성(unilateral) 전기경련요법도 시행 가능하다.

6. 자살의 예방 및 평가

기분장애 환자들의 치료 시에는 정기적인 자살 위험에 대한 평가가 필요하다. 자살 위험도의 평가는 정기적 면담, 기존에 가지고 있었던 위험 요인 파악 등 임상 실제에서 자주 이루어지는 치료 절차 뿐만 아니라 최근의 정신사회적 스트레스 요인의 변화에 대한 평가, 가족을 비롯한 주변인의 보고 등을 종합하여 이루어져야 한다. 자살사고척도(scale for suicidal ideation, SSI), 자살의도척도(suicidal intent scale, SIS), 자살평가척도(suicide assessment scale, SUAS) 등 자살사고의 정도와 빈도, 자살 계획의 심각성을 평가하기 위한 객관적인 평가도구를 사용하는 것도 도움이 된다.

| 참고문헌 |

1. Davidson JR. Major depressive disorder treatment guidelines in America and Europe. J Clin Psychiatry 2010;71SupplE1:e04.
2. Kang RH, Kim SY, Lee MS. Korean clinical practice guideline for the treatment of depressive disorder(II). Korean J Biol Psychiatry 2006;13(4):11-18
3. W Kim, WM Bahk. Antidepressants in the treatment of various subtypes of depressive disorders. Korean J Psychopharmacol 2010;21:5-13
4. American Psychiatric Association. Practice guideline for the treatment of patients with bipolar disorder(revision). Am J Psychiatry 2002;159(suppl4):1-50

Catholic University of Korea 임상진료지침

03 불안장애 (Anxiety disorders)

Psychiatry

1. 공황장애

1) 개요

심한 불안 발작과 이에 동반하는 다양한 신체 증상들이 아무런 예고 없이 갑작스럽게 발생하는 불안장애의 일종이다. 공황 발작(panic attack)은 일반적으로 공황장애에서 발생하는 매우 심한 불안 발작으로 환자는 진짜로 자신이 죽는 줄 알고 있으며 다른 정신 장애에도 동반 가능한 현상이다. 평생유병률은 3-4% 정도이며 여성에게서 2-3배 더 많고 20-30대 연령에서 가장 흔하다.

2) 임상 양상

공황 발작의 첫 증상은 특별한 유발요인 없이 저절로 시작되는 경우가 많지만, 육체적 피로 및 정신적 스트레스를 겪고 난 후 증상이 시작되는 경우도 많다. 10분 이내로 급격한 불안과 동반되는 다양한 신체 증상이 정점에 이르며 30분 정도 지속되다가 점차 사라지는데 1시간 이상 지속되는 경우는 드물다. 발작과 발작 사이에 예기불안(anticipatory anxiety)이 동반되기 쉽다. 카페인이나 음주 후에 증상이 나타나거나 악화될 수 있다. 대부분의 환자는 공황발작 시 응급실을 방문하는 경우가 많으며 일시적인 혈압 상승 혹은 과호흡 증상 이외에 임상적으로 이상 소견이나 실험실 검사 소견에서 이상이 없는 경우가 많다.

3) 진단

공황 발작은 다음 중 4가지 이상의 증상이 갑자기 발생하며 10분 이내에 최고조에 달한다.

- 심계항진, 가슴이 심하게 두근거림, 혹은 심박동이 빨라짐
- 땀을 흘림
- 몸의 떨림 또는 흔들거림
- 숨이 막히는 또는 숨이 답답한 느낌
- 질식감
- 흉통 또는 흉부 불쾌감
- 오심 또는 복부 불쾌감
- 현기증, 비틀거리는 느낌, 어지러움, 또는 기절할 것 같은 느낌
- 비현실감(비현실적인 느낌) 또는 이인증(자신으로부터 분리된 듯한 느낌)
- 통제력을 잃거나 미칠 것 같은 두려움
- 죽을 것 같은 두려움
- 지각이상(둔하거나 따끔거리는 느낌)
- 오한 또는 열감

DSM-IV에서는 이러한 공황 발작이 한 번 이상 오고, 1) 또 다른 발작을 염려하며, 2) 발작이나 그 결과의 함축된 의미(통제력 상실 등)에 대해 걱정하고, 3) 공황 발작과 관련된 행동에 있어 뚜렷한 변화가 오는 경우에 '공황장애'로 진단한다.

4) 치료

(1) 응급실

공황 발작으로 응급실을 방문하면 응급의학과에서 진료하는 경우 검사하는 도중에 증상이 완화되는 경우가 많다. 급성기 공황 발작은 증상의 심각도에 따라 lorazepam 2-4mg을 IV, IM 혹은 fluid에 mixed IV한다. 증상이 완

화되면, 공황 장애의 특징을 잘 설명하고 alprazolam 0.5-1mg #2 PO 혹은 lorazepam 1-2mg #2 PO를 처방하며 반드시 외래 방문을 권유하여 퇴원시킨다.

(2) 외래

- SSRI 가 우선적으로 권장된다.
  Fluoxetine(시작) 2.5-5mg(유지) 20-40mg PO
  Paroxetine(시작) 5 -10mg(유지) 20-40mg PO
  Sertraline(시작) 12.5 -25mg(유지) 50-200mg PO
  Fluvoxamine(시작) 12.5mg(유지) 100-150mg PO
  Escitalopram(시작) 5mg(유지) 10-20mg PO
- Clomipramine 혹은 imipramine 같은 TCA 계열의 약물은 SSRI가 적절한 치료 효과를 보이지 않을 때 사용한다.
- Alprazolam이나 Lorazepam 같은 BDZ 계열의 약물은 치료 초기에 SSRI와 병용하다가 증상의 관해가 오면 가능하면 빨리 줄여가면서 끊는 것이 좋다.
- 비약물치료로는 인지행동치료가 좋다. 약물치료와 병행하는 경우 더욱 효과적이다.

2. 범불안장애

1) 개요

정상적인 불안과 달리 스스로 조절이 안 되는 지나친 걱정과 불안 증상이 적어도 6개월 이상 지속된다. 주로 신체적인 문제로 병원을 찾게 되므로 정신과적 질환으로 잘 진단되지 않는 경우가 많고 우울증, 물질 남용 혹은 다른 불안장애와 같은 다른 정신 질환이 동반되는 경우와 타 임상과에서 정신과 협진에 정신과 외래를 방문하게 된다. 평생 유병률은 약 5% 정도이며 여성에서 2배

많다. 대개 30대에 처음 병원을 방문하며 만성 경과를 갖는 경우가 많다

2) 임상 양상

걱정과 불안이 핵심 증상이며 일상생활에서 일어나는 모든 일에 끊임없이 걱정을 하는데 대부분의 경우 그 걱정이 지나치고 비현실적인 경우가 많다. 다양한 신체 증상이 흔히 동반되며 항상 긴장 상태에 있는 경우가 많다.

3) 진단

표 3-1 DSM-IV-TR 범불안장애 진단기준

A. 지난 6개월간 과도한 불안이나 걱정

B. 이러한 걱정을 조절하기 힘들거나 이러한 걱정 때문에 업무수행에 방해

C. 다음 6가지 중에 3가지 이상

- 안절부절 못함, 고조된 긴장, 벼랑 끝에 선 느낌
- 쉽게 지치고 피로해지는 상태
- 집중하기 곤란하거나 공허한 마음 상태
- 과민한 기분상태
- 근육이 긴장되어 뻣뻣한 상태
- 수면 장애(깊은 잠을 못 자거나, 한밤중에 깨거나, 일찍 깨어 다시 못 자는 경우)

D. 불안과 걱정의 초점이 다른 1축 장애의 특징에 국한되지 않을 때

E. 심각한 고통 유발이나 주요한 기능 장애가 있을 때

F. 물질이나 질병에 의한 것이 아닐 때

4) 치료

범불안장애 환자가 정신과 외래로 오는 경우 흔히 정신치료와 약물치료를 병행해서 시행하는 경우가 많으며 대부분 6개월 이상의 장기적인 치료가 필요하다.

(1) 약물치료

- BDZ 계열의 항불안제는 흔히 선택되며 신속한 항불안 효과가 장점이나 의존 및 금단 문제에서 자유로울 수 없다. 항우울제 계열의 약물과 병용하는 경우가 흔하다. Alprazolam 0.5-1.5mg PO 혹은 lorazepam 1-3mg

PO가 많이 사용된다.

- SSRI 계열 혹은 SNRI 계열의 모든 약물은 범불안장애에 효과적이며 항불안 효과가 본격적으로 나타나는데 최소 2-4주 정도의 기간이 필요하지만, 장기 복용에 유리하다.
- TCA 계열은 효과가 있지만, 다양한 부작용으로 인해 일차 치료에 잘 쓰이지 않는다.
- buspirone은 불안의 심리적 증상 조절에 효과적이며 항불안효과가 다소 느리지만, BDZ 계열 항불안제의 약점이 극복된다. 반감기가 짧아 15-60mg #3 PO 정도 사용된다. 이전에 BDZ 계열의 약물을 복용한 적이 있으면 충분한 효과가 나타나지 않는 경우가 있다.
- propranolol이 불안의 신체 증상에 효과적이나 단독으로 사용되지 않으며 20-60mg #2 or #3 PO 정도 사용한다.

(2) 정신치료

- 환자의 주요 현실적인 문제를 다루어주는 지지정신치료가 도움이 된다.
- 인지적인 왜곡이 심할 경우 인지행동치료가 도움이 된다.
- 불안의 신체 증상 완화를 위해 이완법이나 바이오피드백이 도움이 된다.

3. 특정 공포증 (Specific phobia)

1) 개요

특정한 사물, 환경 또는 상황에 대하여 지나치게 두려워하고 회피하는 불안장애의 일종, 특정한 대상이나 상황에 대해 쉽게 피할 수 없는 경우 치료 받지 않으면 일상생활에 심각한 지장을 초래한다. 평생유병률은 10% 정도이며 여자가 2배 더 많고(blood-injection-injury type 은 남녀가 비슷), 10대에 흔히 발병한다.

2) 임상 양상 및 진단

흔한 아형은 다음과 같다.

- 동물형(animal type)
- 자연환경형(natural environment type) - 천둥, 높은 곳
- 혈액-주사-손상형(blood-injection-injury type)
- 상황형(situational type) - 대중교통수단, 터널, 다리, 엘리베이터, 비행기, 운전
- 기타형(other type) - 질식, 구토, 질병

임상양상은 특정 공포자극에 노출되거나 노출될 것이 예상될 때 심한 불안을 느끼는 것이다.

3) 치료

- 약물치료는 불안을 완화하기 위해 BDZ 계열의 약을 단기 사용하기도 한다.
- 체계적 탈감작(systematic densensitization)이나 홍수법(flooding)과 같은 행동치료가 가장 흔한 치료 방법이다. 인지치료는 행동치료와 병합되어 사용하기도 한다.
- 통찰정신치료도 가능하다.

4. 사회 공포증(Social phobia, social anxiety disorder)

1) 개요

당혹감을 줄 수 있는 특정한 사회적 상황 혹은 활동 상황을 지속적으로 두려워하고 피하려 하거나 피할 수 없는 경우, 즉각적으로 불안 반응을 보인다. 평생유병률은 3-13%로 다양하며 대부분 사춘기에 시작하고 발병성 비율로는 실제로 여자가 많지만, 병원으로는 남자들이 많이 방문한다.

2) 임상 양상 및 진단

낯선 사람들로부터 평가를 받는 상황에서 공포심을 갖고 타인의 평가에 지나치게 예민한 반응을 보이며, 사회 상황을 가능하면 피하려 하고(phobic avoidance), 심한 경우 공황 발작도 가능하다. 자신을 불안정하고 약하고 미쳤고 멍청하다고 할까 두려워하고, 어떤 경우 자신의 증상으로 타인이 피해를 입고 있다고 믿고 두려워하는 환자도 있다. 흔하게 두려워하는 상황으로 타인 앞에서 연설 혹은 음식을 먹거나 글쓰기, 공중 화장실 이용할 때 등이 있다.

3) 치료

- 인지행동치료가 매우 효과적이며 행동치료적 방법 중 노출치료가 선호된다. 개인보다는 집단치료가 더 유리하다.
- 약물치료는 모든 SSRI 계열의 약물이 1차 선택 치료제이며 SNRI 계열, NaSSA 계열의 약물도 효과가 좋다. BDZ 계열의 항불안제는 불안의 신체 증상이 심할 때 단기적으로 효과가 있으며 오래 쓰지 않는 것이 좋다. Propranolol은 수행 불안 시 도움이 되며 과제 수행 1시간 전에 필요한 경우 5-10mg 복용하는 형태로 처방한다.

5. 외상후 스트레스 장애

1) 개요

전쟁, 사고, 자연재앙, 폭력 등 생명을 위협하는 충격적인 외상을 보거나 직접 겪은 후에 나타난다. 환자들은 이러한 외상적 경험들에 대하여 공포심과 아무도 도와줄 수 없다는 느낌을 갖게 되고 반복적으로 사건이 회상되지만 다시 기억하는 것을 회피하려고 애쓴다. 평생 유병률은 1-14%로 매우 다양하며 남자의 경우, 전쟁 경험이 많고 여자의 경우, 물리적 폭행, 강간을 당한 경우가 많다.

2) 임상 양상

주요 3가지 임상 양상은 다음과 같다.

- 꿈이나 반복되는 생각에서 외상적 사건을 재경험한다.
- 감정적으로 무감각해진다.
- 자율 신경계가 과잉 각성된다.

3) 진단

증상기간이 3개월 이하이면 급성, 3개월 이상이면 만성이고 외상 6개월 이후에 증상이 나타나면 지연성이라고 한다. 증상이 발생한지 1개월 이내일 경우, '급성 스트레스 장애'라고 진단한다.

4) 치료

(1) 약물치료

A. 급성 스트레스 장애

imipramine(150-300mg PO)과 propranolol(40-120mg PO)가 사용이 가능하며, SSRI 는 이 시기에 단독치료 시 아직 충분한 치료적 근거가 없다. 수면 장애가 올 경우, BDZ 계열의 약물 혹은 수면 유도제를 단기 사용할 수 있다.

B. 외상후 스트레스 장애

SSRI 계열의 약물 중 sertralin(50-100mg PO), paroxetine(20-60mg PO), fluoxetine(2060mg PO)과 SNRI 계열의 venlafaxine(150-275mg PO)가 일차 선택 약물이다. 이차적으로 fluvoxamine, mirtazapine, moclobemide 등을 고려할 수 있고 부가적으로 비정형 항정신병약물이 추천된다. 심한 불안 증상을 보이는 경우, alprazolam(0.5-1.5mg PO), lorazepam(1-3mg PO), clonazepam(0.5-1.0 mg PO)을 단기적인 관점에서 사용할 수 있다.

(2) 정신치료

A. 효과가 확실히 인정된 치료 기법

- 노출치료

표 3-2 DSM-IV-TR 외상후 스트레스장애 진단기준

A. 다음 두 가지 요소의 외상성 사건에 노출된 경우
(1) 개인이 자신이나 타인의 실제적이거나 위협적인 죽음이나 심각한 상해, 또는 신체적 안녕에 위협을 가져다주는 사건(들)을 경험하거나 목격하거나 직면하였을 때
(2) 개인의 반응에 극심한 공포, 무력감, 고통이 동반될 때(소아에서는 이런 반응 대신 지리멸렬하거나 초조한 행동을 보인다.)

B. 외상적 사건을 다음 방식들 중 한 가지(또는 그 이상)로 지속적으로 재경험하는 경우
(1) 사건에 대한 반복적이고 침투적인 고통스러운 회상(이미지, 생각, 지각 등을 포함). 아동의 경우 외상의 주제나 상황이 표현된 놀이를 반복적으로 하기도 한다.
(2) 사건에 대한 고통스러운 꿈이 반복됨. 아동의 경우 내용을 인식할 수 없는 깜짝 놀라는/무서운 꿈을 꾸기도 한다.
(3) 마치 외상적 사건이 재발하고 있는 것처럼 행동하거나 느낌(사건을 다시 경험하는 듯한 감각, 착각, 환각, 해리적인 환각 재현의 삽화들이 포함되고, 이런 경험은 잠에서 깨어날 때 혹은 중독 상태에서 일어나는 경험을 포함한다.) 아동의 경우 그 외상에 해당되는 특수한 재연이 일어날 수 있다.
(4) 외상적 사건과 유사하거나 그것을 상징하는 내적/외적 단서에 노출되었을 때의 강렬한 심리적 고통
(5) 외상적 사건과 유사하거나 그것을 상징하는 내적/외적 단서에 노출되었을 때의 생리적 재반응

C. 외상과 연관된 자극을 계속 회피하려고 하거나 일반적인 반응의 마비(외상 전에는 없었던)가 다음 중 세 가지 이상 보일 때
(1) 외상과 관련되는 생각, 느낌, 대화를 피하려 한다.
(2) 외상이 회상되는 행동, 장소, 사람을 피하려 한다.
(3) 외상의 중요한 부분을 회상할 수 없다.
(4) 중요한 활동에 흥미나 참여가 매우 저조하다.
(5) 타인으로부터 소원해지거나 분리되는 느낌
(6) 정서의 범위가 제한되어 있다(예: 사랑의 감정을 느낄 수 없다.)
(7) 미래가 단축된 느낌(예: 직업, 결혼, 자녀, 정상적인 삶을 기대하지 않는다)

D. 증가된 각성반응의 지속적 증상(외상 전에는 존재하지 않았던)이 다음 중 두 가지 이상 보일 때
(1) 잠들기 어려움 또는 잠을 계속 자기 어려움
(2) 성마름 또는 분노의 폭발
(3) 집중의 어려움
(4) 지나친 경계
(5) 과장된 놀람 반응

E. 장애(진단기준 B, C, D의 증상)가 1개월 이상 지속 될 때

F. 장애가 임상적으로 심각한 고통이나 사회적, 직업적, 다른 중요한 기능 영역에서 손상을 초래한 경우

- 인지치료
- 스트레스 대처 훈련(stress inoculation)
- 안구운동 민감소실/재처리 기법(EMDR)

B. 효과가 어느 정도 인정된 치료 기법
- 이미지 시연치료
- 정신역동치료
- 환자교육
- 변증법적 행동치료(부가적)
- 최면치료(부가적)

6. 강박장애 (Obsessive-compulsive disorder)

1) 개요

자신의 의지와는 무관하게 특정한 생각이나 행동을 반복하는 병적 상태이다. 평생유병률은 23%이며 남녀의 발생 비율은 비슷하다. 발병의 평균 연령은 20세이고 남자가 여자보다 약간 더 일찍 발병한다.

2) 임상 양상

DSM-IV 에서는 obsession 이나 compulsion 이 생각이나 행동과 관련되어 정의하기 보다, obsession 은 불안을 증가시키고 compulsion 은 불안을 감소시킨다는 개념을 강조하고 있다. 주요 형태는 다음과 같다.

- 오염에 관한 강박사고 - 손을 씻거나 오염대상을 강박적으로 피한다.
- 의심하는 강박사고 - 확인을 하는 강박행동이 뒤따른다.
- 강박행동이 없이 강박사고만 있는 경우 - 대개 성적이거나 공격적 행위에 관한 반복적 사고이다.
- 양측을 대칭으로 맞추거나 정확하게 하려는 것 - 강박적 느림(slowness)으로 나타난다.

3) 진단

일반적으로 강박사고나 강박행동이 사회생활이나 개인활동에 지장을 초래할 정도로 심해 환자 자신이 강박행위에 대한 불합리성을 인정하면서도 이를 중단하지 못하고 괴로워하는 경우 진단한다.

4) 치료

약물치료와 행동치료 혹은 그 병합이 가장 효과적인 치료 방법이다.

(1) 약물치료

과거에는 세로토닌계 TCA 인 clomipramine 이 처음에 사용되었으나, 최근에는 SSRI 계열의 약물이 일차 선택 약물이 되고 있다. 우울증의 치료보다 더 많은 용량(예를 들면, fluoxetine 의 경우 60mg PO)으로 투여하고 더 오래 치료해야 한다. 일차치료 반응이 부족할 때, lithium, valproate, carbamazepine, buspirone, trazodone 등의 약물을 부가적으로 사용할 수 있으며, 최근에는 비정형 항정신병약물도 부가적으로 사용된다.

(2) 행동치료

노출(exposure)과 반응 방지(response prevention)이 대표적인 행동치료 기법이다.

(3) 치료저항성 강박장애의 경우, 전기경련요법이나 정신외과수술을 고려할 수 있다.

| 참고문헌 |

1. Benjamine J. Sadock, Virginia A. Sadock Synopsis of psychiatry, 10th ed.Wolters Kluwer | Lippincott Williams & Wilkins 2007.
2. Robert E. Hales, Stuart C. Yudofsky, Glen O. Gabbard The American psychiatric publishing text bood of psychiatry, 5th ed.American Psychiatric Publishing, Inc, 2008.
3. Stephen M. Stahl. Stahl's essential psychopharmacology, 3rd ed. Cambridge, 2008.
4. Hicks D, Cummings T Jr, Epstein SA. An approach to the patient with anxiety. Med Clin North Am. 2010 Nov;94(6):1127-39.

Catholic University of Korea 임상진료지침

04 Psychiatry

물질관련장애 (Substance-related disorders)

1. 총론

1) 병인

(1) 학습 이론

가. 조작적 조건화(Operant conditioning)

- 약물복용 후 쾌감 증가, 우울, 불안 및 금단증상 감소 → 긍정적 강화

나. 고전적 조건화(Classical conditioning)

- 약물 사용과 관련된 환경에 노출되는 경우 → conditioned withdrawal or craving
- 가장 강한 craving은 다른 사람들이 물질을 사용하는 것을 보는 것에서 유발

(2) 유전적 요인

alcohol dependence 환자에서 genetics가 약 60%를 설명하며 가까운 친척에서의 유병률이 3-4배 높다.

(3) 신경화학적 요인

가. Brain reward circuitry(뇌 보상회로)

- Neurotransmitter: Cathecholamine(특히 Dopamine), GABA, Opioid, Glutamate

- VTA → NAcc로 가는 Dopaminergic nuerons: amphetamine, cocaine
- LC의 Noradrenergic neuron: opioid, opiate(금단시 rebound NE↑)
- 이 외 PFC가 associative learning, top-down control에 관여

2) 평가

(1) 병력 청취

가. Alcohol history

- Last use: Delirium tremens 마지막 음주 2~4일후에 제일 많이 발생하나 1주일까지도 발생 가능하다. 금단 증상으로 오는 입원 환자의 5%정도에서 나타나며 치료적 개입을 안 하면 사망률 20%이므로 마지막 음주의 시기 및 음주량에 대한 기술이 필요하다.
- First use: 나이
- Regular use: 빈도, 양, 술의 종류 등
- Aggravation: 시기, 계기 포함 빈도, 양, 술의 종류
- Pattern : chronic/binge type, with/without foods, alone/with friends
- Longest period of sobriety
- 현재 Withdrawal symptoms: anxiety, insomnia, irritability, autonomic hyperactivity, hallucination, confusion 등의 유무 기술
- Previous delirium tremens/withdrawal Seizure history
- Head trauma history : drunken state에서 trauma를 수상하면 기억을 못 할 수 있으므로 Brain CT(non-enhance)로 가급적 확인 하는 것이 필요함.

나. Smoking history

- First use
- Dosage: pack · year
- Pattern
- Withdrawal sx

다. Illicit drug use history

- Drug의 종류 및 사용경로(PO, 흡입, IV injection 등)
- IV drug user인 경우 주사기 공동사용 여부 확인 및 HCV, HIV 등 감염여부 확인
- First use
- Situation: 상황, alone or with friends, 구하는 수단 등
- 관련된 Positive and negative reinforcement(withdrawal sx)
- 법적인 문제가 관련되었는지 여부

(2) 이학적 검사

- V/S
- 코 점막 손상: cocane 등
- 코와 입 주위 rash 및 odor: inhalant
- Conjunctival injection(red eye): cannabis
- Pinpoint pupil, respiratory depression: opioid intoxication

(3) 약물선별검사(drug screening test)

약물남용이 의심되는 경우에는 가능한 빠른 시간 내에 Urine Drug screening test를 시행한다. 단, 본드 흡입 등 Inhalant use가 의심되는 경우에는 가능한 빨리 혈액 검체도 같이 검사를 시행해야 한다. 약물 검출을 위한 시료 및 기간은 아래와 같다.

- Urine

  1일: Cocaine(6-8hr, metabolite는 ~10일까지), alcohol(7-12hr)

  2일: Amphetamine

  3일: Methadone, Heroine, BZD

  8일: PCP

  ~4주: Cannabis
- Blood

1일: Inhalant(4-10hr)

(4) 동반질환

Antisocial PD, Depression & Suicide(일반인구의 20배) 등이 흔하다. 단, 물질에 의한 이차적인 우울증을 고려해야 한다. 예를 들어 alcohol dependence에서는 금주 후 2-3주(1달)이 지난 후에도 우울증상이 남아있는 경우에 antidepressant의 사용이 권장된다.

(5) 기타

중독질환을 포함한 정신과 질환의 과거력, 환자의 중독에 대한 가족들의 태도, 중독으로 인한 환자의 대인관계, 사회적, 직업적, 경제적 기능 손상에 대한 포괄적인 평가가 필요하다.

3) 진단

DSM-IV-TR에 의하면, 물질사용의 비적응적 pattern이 임상적으로 심각한 장애나 고통을 야기하는 경우에 물질관련장애를 진단한다.

(1) Substance abuse

12mo기간 중 다음 4가지 중 1개 이상

- role obligation 이행 못함
- 신체적으로 위험
- 법적 문제
- 사회, 대인관계 문제에도 불구하고 사용

(2) Substance dependence

12mo기간 중 다음 7가지중 3개 이상

- tolerance
- withdrawal
- 의도보다 더 오래, 많이
- 지속적인 욕구 or 끊지 못함

- 회복에 많은 시간 소요
- 중요한 활동 감소 or 포기
- 신체적 정신적 문제에도 불구하고 사용

Specifier :

- with/without physiological dependence

Course specifier :

- early full/partial remission
- sustained full/partial remission
- on agonist therapy
- in controlled environment

4) 치료 및 재활

환자의 변화에 대한 동기(motivation)가 가장 중요하다. 환자 개개인이 처해 있는 변화의 의지 단계가 어느 시점인지를 파악하여 시기에 따른 중재를 하는 것이 필요하다.

표 4-1 변화의 단계 및 단계별 중재 방법

변화의 단계	중재방법
Precontemplation: denial or resist	nonjudgmental, respectful, 정보제공, 문제인식↑
Contemplation: ambivalent	장단점 평가, 변화에 무게, 변화의 책임은 환자에게
Preparation: intends to change, best way?	가능한 choice제공, 함께 계획 마련
Action: change, "treatment"	경과 monitor, 단계적 호전을 강화, 문제 해결
Maintenance: changed	재발 예방, 적절한 판단 및 현실적 희망 지지

가능한 정신사회적 중재 방법들에는 CBT, MET, DBT, 12-step, network therapy, matrix model, contingency management, brief advice or intervention, group and individual drug counseling, integrated Tx, couple & family therapy 등이 있다.

표 4-2 중독 환자 정신사회적 중재의 실제

실제 환자를 진료할 때, 우선 환자의 단계를 파악한 뒤, 중독 문제로 인한 장단점을 기록해보도록 하여 변화의 의지를 가지도록 한다. 중독에 대한 교육을 시행하며, 교육과 함께 환자의 중독으로 인한 삶의 변화들에 대해서 함께 조망해보는 과정을 지속한다. (12-step의 첫 번째는 바로 자신이 중독된 상태를 받아들이는 것임.) 이후, 자극이 되는 환경의 조절, 대체행동의 마련, 다른 즐거운 활동을 하는 것 등의 다양한 행동치료적인 접근이 필요하다. 또한 재발에 대한 지속적인 감시를 시행한다. 환경 조절과 꾸준한 동기부여, 감시를 위해 가족교육을 하는 것도 중요하다. 가족들은 환자의 중독을 묵인하는 등의 행동패턴(codependence, enabling)을 보이는 경우가 많으므로 이에 대한 관심이 필요하다. 자세한 내용은 각 병원에서 시행되는 인지행동치료 및 동기강화치료 매뉴얼을 참고하도록 한다.

2. 각론

1) 알코올 관련장애

(1) 작용기전

alcohol → ↑ nicotinic acethylcholine, 5-HT3, GABA typeA

alcohol → ↓ glutamate, voltage-gated calcium channel

(2) Lab 소견

- AST, ALT 증가(보통 AST가 ALT에 비해 2배 이상 증가하는 것이 타 간염과 감별점)
- γ-GTP의 증가(>65 IU) : 민감도 40~60% 특이도: 80%
- CDT(carbohydrate-deficit transferrin): heavy alcohol use의 more sensitive & specific marker이다.
- MCV증가(>94fL), PLT감소(<140K)
- 전해질 불균형 및 Acidosis

(3) 알코올관련장애 선별검사

가. CAGE

Cut down의 필요성을 느끼는가?/ 누가 술마시는 것을 비판하면 Annoyed되는가?/ Guilty를 느낀 적이 있나?/ Eye-opener(해장술) 경험이 있는가?

- 하나라도 있으면 further evaluation이 필요하다.

나. AUDIT (Alcohol Use Disorder Identification Test)

지난 12개월간의 음주에 관한 자가보고식 질문지

- 8점 이상이면 문제음주로 간주(WHO기준)
- 16~19점: may suggest alcohol abuse or dependence
- 20점 이상: suggest alcohol dependence

(4) Alcohol withdrawal

만성적 음주로 인해 유발된 glutamate 수용체의 upregulation의 결과로 rebound hyperexcitability, autonomic hyperactivity 등에 의한 증상이 나타난다.

가. 금단증상의 Classical signs

음주 중단 후

- 6-8hr: Tremulousness
- 8-12hr: Psychotic and perceptual symptoms
- 12-24hr: Seizures

주로 GTC type, 1번 이상인 경우 많으며, alcohol에 의한 경우에는 항경련제가 필요하지 않다. R/O Head injury, CNS infection, CNS neoplasm, CVD, Hypoglycemia, Hyponatremia, Hypomagnesemia 확인하여, 교정해야 한다.

- 첫 72hr-1주: Delirium Tremens

medical emergency, 치료하지 않는 경우 mortality 20%

Sx) autonomic hyperactivity, visual or tactile hallucination, fluctuating levels of psychomotor activity

나. 알코올 금단증상 평가 척도

- CIWA-Ar(Clinical Institute Withdrawal Assessment for Alcohol-revised)

표 4-3 AUDIT

AUDIT	0	1	2	3	4
1. 얼마나 자주 술을 마십니까?	전혀 안 마심	월1회 미만	월 2-4회	주 2-3회	주 4회 이상
2. 술을 마시면 한번에 몇 잔 정도 마십니까?	한두 잔	3-4잔	5-6잔	7-9잔	10잔 이상
3. 한번에 소주 1병 이상 혹은 맥주 4병 이상 마시는 경우는 얼마나 자주 있습니까?	전혀 없음	월1회 미만	월 1회	주 1회	거의 매일
4. 지난 1년간 한번 술을 마시기 시작하면 멈출 수가 없었던 때가 얼마나 자주 있었습니까?	전혀 없음	월1회 미만	월 1회	주 1회	거의 매일
5. 지난 1년간 평소 할 수 없었던 일을 음주 때문에 실패한 적이 얼마나 자주 있습니까?	전혀 없음	월1회 미만	월 1회	주 1회	거의 매일
6. 지난 1년간 술을 마신 다음날, 일을 위해 해장술이 필요했던 적은 얼마나 자주 있었습니까?	전혀 없음	월1회 미만	월 1회	주 1회	거의 매일
7. 지난 1년간 음주 후에 죄책감이 들거나 후회를 한 적이 얼마나 자주 있었습니까?	전혀 없음	월1회 미만	월 1회	주 1회	거의 매일
8. 지난 1년간 음주 때문에 전날 밤의 일이 기억나지 않았던 일이 얼마나 자주 있었습니까?	전혀 없음	월1회 미만	월 1회	주 1회	거의 매일
9. 음주로 인해 자신이나 다른 사람이 다친 적이 있습니까?	전혀 없음	–	있었지만 지난 1년간은 없었다	–	지난 1년간 있었다
10. 가족, 의사 혹은 주변에서 술 마시는 것을 걱정하거나 술 끊기를 권유한 적이 있습니까?	전혀 없음	–	있었지만 지난 1년간은 없었다	–	지난 1년간 있었다

10가지 항목을 측정, 각 0-7점 척도

① Paroxysmal sweats or pulse(higher)

② Anxiety

③ Agitation

④ Headache

⑤ Tremor

⑥ Nausea/vomiting

⑦ Auditory disturbances

⑧ Visual disturbances

⑨ Tactile disturbances

⑩ Orientation, Clouding of consciousness

다. 치료

- Alcohol withdrawal

① Supportive Tx

- Comorbid medical problems교정
- Hydration & Electrolyte imbalance교정(Mg, Phosphate, Potassium 등)
- Multivitamine(folate포함) 보충

(단, Thiamine IV side → then Glucose(5DW or 10DW))

② Detoxification

- Benzodiazepine: TOC, high dose로 시작하여서 환자가 회복되면 감량(첫날 충분한 용량 투여→이후 약 5일간에 걸쳐 천천히 tapering, 하루 20%정도씩 감량, lorazepam 등 반감기가 짧은 benzodiazepine은 sedation되는 경향이 있어도 skip하지 않고 줌)
- Carbamazepine 800mg/day, valproate, gabapentine도 helpful

- Delirium Tremens

- benzodiazepine을 투여하며 예방하는 것이 가장 중요, 일단 delirium tremens가 나타나면 더 고용량으로 충분하게 benzodiazepine을 준다.
- 행동 조절을 위해서 haloperidol 등을 같이 사용할 수 있으나, antipsychotics로 인한 seizure threshold의 lowering을 주의해야 한다.

- 신체강박은 exhaustion을 야기하여 위험할 수 있다.
- 땀을 많이 흘리거나 열이 나는 경우 dehydration을 주의해야 한다.
- warm, supportive psychotherapy

(5) Wernicke-Korsakoff syndromes

원인은 Thiamine deficiency이며, 다음의 두 가지 형태가 있다.

표 4-4 알코올 금단 환자 처방의 실제

응급실에서,
〈간호지시 사항〉 Delirium tremens(DT) Precaution V/S q 4hr & Autonomic hyerpersenstity check(Pulse〉100/min, SBP〉160 DBP〉100, BT〉38, Diaphoresis, violence, hallucination, confusion, Seizure 보이면 noti해주세요.) 24hours 보호자 keep + close observation Sedation시 lorazepam skip합니다. (교과서에 의하면 lorazepam은 short acting이어서 skip하지 않아도 되나, 응급실에서는 over dosing을 방지하기 위해 지시함. 적절한 dosing을 위해서 자주 환자상태 check 필요함.) 〈응급 오더〉 Thiamine 2A (100mg) Wernicke's encephalopathy예방 위해 IV 로 fluid주기 전에 준다. Fluid: 보통 5DS or 5DW(LC있으면 10DW) + Vitamine B, C를 mix해서 준다. SNN100 Psychiatric emergency Tx. Lorazepam Detoxification order - 체중 및 DT 가능성에 따라 lorazepam 2~10mg per 4~6hr로 준다. - Sedation시 lorazepam skip하고 전일 들어간 용량에서 20%씩 taper out한다. Antipsychotics는 seizure threshold를 낮출 수 있으므로 가급적 피한다. Empirially) DT가능성 높으면 lorazepam 4mg q 4hr (total 24mg/day) 가능성 중등도 이하이거나 체중 60kg 이하면 lorazepam 2mg q 4hr(total 12mg/day) DT 위험이 잘 평가되지 않거나 환자 컨디션이 좋지 않으면 1/2용량으로 q 2hr로 시작해 볼 수 있다.
입원 환자의 경우,
기본적으로 응급실 처방과 같으며, 첫날의 충분한 lorazepam dosage에서 약 5일간에 걸쳐 서서히 tapering한다. 보호자 keep하지 않을 시엔 낙상 주의가 필요하다. 환자의 상태가 안정되면 anticraving agent 선택하여 투여하고, 기분증상 및 불면 등에 대해서는 알코올에 의한 이차적인 것이지 별도의 동반질환인지를 고려하여 치료를 결정한다.

가. Wernicke encephalopathy(Acute)

- 가역적, 수일에서 수주에 걸쳐 회복
- Sx) ataxia, vestibular dysfx → mental confusion
- Tx) glucose solution 1L당 thiamine 100mg(2A) mix, 이후 100mg PO 하루 2-3회, 1-2주간 지속

나. Korsakoff syndrome(Chronic)

- 약 20%만 recover
- Sx) recent memory 손상, anterograde amnesia
- Tx) thiamine 100mg PO 하루 2-3회, 3-12개월간 지속

(6) Alcohol-induced psychotic disorder

대부분 1주일 내에 관해, alcohol withdrawal과의 시간적 관련성, Schizophrenia를 의심할만한 병력이 부재한 점 등에서 구별되며 clear sensorium이 있다는 점에서 DT와 구분해볼 수 있다.

(7) Rehabilitation

가. 약물치료

Anticraving agents로 사용되는 것은 다음의 두 가지이다.

① Naltrexone

기전) Opioid(μ) antagonist

용법) 50mg(1T)#1 daily

금기) acute hepatitis, liver failure

부작용) nausea, abdominal pain, dizziness, headache/ hepatotoxicity

② Acamprosate

기전) GABA and Glutamate의 균형 회복

용법) 60kg 미만 → 4T#3(2-1-1T), 60kg 이상→6T#3 (2-2-2T)

금기) 심한 renal impairment(CrCl≤30)

부작용) diarrhea, flatulence, nuasea, flu syndrome, somnolence, libido감소, /anxiety, depression(rarely suicide)

나. Alcoholics Anonymous

지역사회 금주모임 참여 연계를 고려한다.

2) 니코틴관련장애

(1) 작용 기전

- 니코틴은 Acetylcholine Nicotinic Rc agonist로 작용한다.
- $\alpha 4\beta 2$ nicotinic postsynaptic Rc on DA neuron → NAcc에서 DA분비
- $\alpha 7$ nicotininc presynaptic Rc on Glutamate neuron → Glutamate분비 → NAcc에서 DA분비
- desensitize $\alpha 4\beta 2$ postsynaptic Rc on inhibitory GABA-ergic interneurons in VTA → disinhibiting mesolimbic DA neuron → NAcc에서 DA분비↑

(2) 선별검사와 임상양상

가. Fagerström test

1-3 : mild dependence, 4-6 : moderate, 〉 6 : high으로 평가한다.

나. 니코틴 금단의 임상양상

2hr 이내 시작 → 24-48hr peak → 수주-수개월 지속

Sx) craving, tension, irritability, concentration difficutly, drowsiness, insomnia, HR & BP감소, appetite증가 & Wt. gain 등

(3) 치료

abrupt cessation이 선호되나, gradual cessation을 원하면 존중해준다.

재발은 빠른 시일 내에 발생하므로, 첫 F/U 은 2-3일 이내에 전화나 방문을 하도록 한다.

개입의 성공률은 방법에 따라 다르다.

- Self quit(5%)〈 Self-help book or physician advice(10%)〈 OTC patch

표 4-5 Fagerström test

1. 아침에 일어난 후 처음 담배를 피우는 시간은 얼마만 입니까?
0: 60분 후 1: 31분-60분 2: 6-30분 3: 5분 이내
2. 귀하는 금연 장소인 도서관, 극장 또는 병원 등에서 담배를 참는데 어려움을 느끼십니까?
0: 아니오 1: 예
3. 하루 중 어느 때 피우는 담배가 가장 만족스럽습니까?
1: 일어나서 처음 피우는 담배 0: 그 이후에 피우는 담배
4. 하루에 얼마나 피우십니까?
0: 10개비 이하 1: 11-20개비 2: 21-30개비 3: 31개비 이상
5. 오전에 피우는 담배가 오후에 피우는 것보다 더 많습니까?
0: 아니오 1: 예
6. 귀하는 누워 지내야 할 정도로 아플 때도 담배를 피우십니까?
0: 아니오 1: 예

or gum(15%)〈 Medication + Advice or Behavior therapy alone(20%)〈 Medication + Group therapy(30%)

가. 행동치료

- 위험상황을 인지하고, 이러한 상황의 대처기술 계획 및 연습, 재발방지
- 환경 내에 흡연에 대한 cue를 제거
- Aversive therapy: nausea가 생길 때까지 담배를 피우게 해서 conditioning시킴

나. 약물치료

- Nicotine replacement therapy(gum, patch, inhaler, nasal spray등)

  사용기간) 금연 후 바로 시작 가능

  용법) Gum: 하루 2갑 이하면 2mg, 하루 2갑 초과면 4mg

  Patch: 1,14,21mg/24hr

  주의사항 및 부작용) 국소부위 부작용
- Bupropion

  기전) NDRI

  사용기간) 금연 1-2주 전부터 시작~ 6mo간 유지

  용법) 150mg#1 3일간 → 150mg#2 유지

  주의사항 및 부작용) seizure, eating disorder Hx, insomnia, dry mouth
- Varenicline

  기전) $\alpha4\beta2$ nicotinic Rc partial agonist

  사용기간) 금연 1주 전 시작~6mo간 유지

  용법) 0.5mg#1 3일간 → 0.5mg#2 4-7일간 → 1mg#2 유지

  주의사항 및 부작용) nausea, sleep disturbance, constipation

3) 마약류 관련장애

표 4-6 CNS Stimulant의 종류와 특징

가. Amphetamine(필로폰, ecstacy)

기전) Dopamine releaser(cf) MDMA(ecstacy)는 5-HT release)

중독) HR, BP 변화, 부정맥, 동공확장, chill, N/V, Wt. loss, confusion, seizure 등, 24hr이내 호전(늦어도 48hr이내)

금단) Dysphoric mood + fatigue, vivid dream, 수면장애, 식욕증가, 2-4일 peak, 1주 내 소실

중요)

- Clinical indications: ADHD, narcolepsy, 비만, 우울, 기분부전, 만성피로 등
- Amphetamine-induced psychosis는 visual hallucination, confusion, 적절한 affect, 과활동, 성욕증가 등이 특징임.

부작용) MI, CVD, severe HTN, ischemic colitis

치료) Psychosis에는 단기간 antipsychotics, agitation에는 diazepam, comorbid에 준한 치료

나. Cocaine(rush, crack)

기전) Dopamine reuptake inhibitor(competitive DAT blocker)

중독 및 금단) Amphetamine과 유사, 중독: Rush →금단: Crash (postintoxication depression)

중요) 50%에서 psychotic sx, Potently addictive & Intense craving

부작용) 코 점막 손상, CVD, nonhemorrhagic infarction (vasoconstriction), MI, seizure 등

치료) 중독 시 diazepam, lorazepam, propranolol 및 comorbid에 준한 치료

다. Hallucinogen(psychidelic, LSD)

기전) 5-HT partial agonist

중독) HR증가, 동공확장, sweating, palpitation, visual blurring, tremor, incoordination

금단) (-)

중요)

- tolerance가 빨리 생기나 빨리 소실됨. 신체적 의존이나 금단은 없음
- Flashback: 수초-수분, 스트레스, 감각박탈 시나 다른 물질이 trigger가 되어 발생 가능

부작용) Bad trip: panic-like psychotic sx이나 대화 능력은 유지됨

치료) 중독 시 talk down으로 안심시킴, diazepam 사용 가능, psychosis유발 시 antipsychotics 등

라. Phencyclidine; PCP(angel dust)

기전) NMDA agonist

중독) 충동적, 공격적 변화, nystagmus, 혈압, 맥박 상승, 통증에 반응없음, rigidity, hyperacusis, seizure, coma, 1-2일 후 완전 회복

금단) (-)

중요) 신체적 의존이나 금단은 없음.

부작용) dull & impulsive해지고 무기력, 우울

치료) 중독 시 혈압이나 체온 상승에 대한 대증적 치료

표 4-7 CNS Depressant의 종류와 특징

가. Cannabis(마리화나, 대마)
기전) Δ9-THC Cannabinoid receptor agonist 중독) conjunctival injection(red eye), 식욕증가, 입마름, 심박수 증가, 주변자극에 예민, 비현실감, 이인증, 수분 내 효과 시작 → 30분 이내 max에 도달 금단) (-) 중요) 가장 흔히 사용되는 불법 약물, 신체 의존은 심하지 않으나, 내성과 심리적 의존(+) 부작용) 일시적 psychosis, anxiety, amotivational syndrome 치료) 중독 시 그냥 관찰, abstinence & support
나. Inhalant(본드, 구두약, 가솔린)
기전) unknown 중독) 공격적, apathy등 부적응적, 어지러움, nystaggmus, incoordination, 시력저하, lethargy, dysarthria, tremor, 근력 약화, stupor, coma, euphoria 등 금단) (-) 중요) ▪ 빠른 작용, 5분 이내 약물의 효과 발현 ▪ Benzodiazepine 사용 주의 ▪ P/E상 코와 입 주위 rash, unusual breath odors, 눈, 목 등 자극된 흔적 부작용) 비가역적인 dementia 유발 가능, depression, panic, generalized anxiety disorder, 사망 가능(호흡저하, 부정맥, 질식, 간질환, 신손상, 근육 손상 등) 치료) 중독증상은 저절로 소실되나, 심한 행동문제에는 단기간 haloperidol, benzodiazepine은 금기
다. Opioid
기전) Opioid receptor agonist 중독) initial euphoria, 이후 apathy, dysphoric, pinpoint pupil, drowsy, 집중력 및 기억력 저하, respiratory depression, coma 금단) dysphoric, 하품, nausea, vomiting, diarrhea, 눈물, 콧물, 근육통, 동공확장, 소름, 땀, fever, insomnia, 기저질환이 없으면 사망하지는 않음. 중요) ▪ MAO I는 금기 ▪ Comorbid가 90%정도로 많으며 가장 흔한 것은 major depressive disorder, alcohol, antisocial personality disorder, anxiety 등 ▪ Heroin behavior syndrom: 특히 low socioeconomic status 청소년에서 부작용) IV injection사용 시 hepatitis, HIV 등 위험 치료) 중독 시 antagonist는 naloxone methadone or buprehorphine + clonidine사용 → naltrexone으로 바꿔가며 detoxification

라. Benzodiazepine

기전) GABA-A receptor agonist (positive allosteric modulation)
중독) 부적절한 성적, 공격적 행동, mood lability 등 disinhibition, 판단 저하, slurred speech, dizziness, nystagmus 등
금단) 자율신경계 항진, tremor, insomnia, nausea, vomiting, 일시적 환각, anxiety, agitation, 끊은 뒤 2-3일 내에 seizure가 delirium전에 옴
중요) 여자에 많고, 다른 substance와 같이 사용하는 경우가 많음.
치료) 중독 시 antagonist는 flumazenil
Benzodiazepine은 10%씩 감량해가며, 반감기가 긴 것으로 바꾸는 것도 도움, carbamazepine도 helpful

| 참고문헌 |

1. Benjamine J. Sadock, Virginia A. Sadock Synopsis of psychiatry, 10th ed.Wolters Kluwer | Lippincott Williams & Wilkins 2007.
2. Robert E. Hales, Stuart C. Yudofsky, Glen O. Gabbard The American psychiatric publishing text bood of psychiatry, 5th ed.American Psychiatric Publishing, Inc, 2008.
3. Stephen M. Stahl. Stahl's essential psychopharmacology, 3rd ed. Cambridge, 2008.
4. Benowitz NL. Nicotine addiction.N Engl J Med. 2010 Jun 17;362(24):2295-303.
5. Kalivas PW, Volkow ND. The neural basis of addiction: a pathology of motivation and choice. Am J Psychiatry. 2005 Aug;162(8):1403-13.

Catholic University of Korea 임상진료지침

05 노인 정신질환 - 노인 인지 저하 환자의 경우를 중심으로

Psychiatry

1. 개요

현재 우리나라는 초 고령화 사회에 진입하여 세계 어느 나라보다도 노령화 속도가 빠르게 진행되고 있다. 급격한 노인 인구의 증가에 따라 치매를 비롯한 인지 저하를 호소하는 환자의 속도도 그만큼 증가하게 되며, 이에 따라 인지 저하를 호소하는 환자의 평가 및 치료는 무엇보다 정신과 의사로서 잘 익히고 알아야 할 필수적인 항목으로 생각된다. 정신분열병, 양극성장애를 비롯한 주요 정신과 질환들의 경우, 사고나 기분의 장애를 주 호소로 내원하고 있다면 인지 저하의 경우 다소 다른 방식의 임상적인 접근을 요한다 할 수 있다. 치매를 비롯한 인지 저하의 유병률이나 원인론의 경우 교과서나 논문집을 보면 잘 익힐 수 있으므로 본 지침에서는 실제적인 임상적인 접근 방법에 초점을 맞추어 기술하고자 한다.

2. 인지 저하를 호소하는 노인의 평가

1) 환자의 병력 청취

현재 임상에서 인지 저하를 호소하여 병원에 내원하게 되는 환자들의 경우 대개 1) 본인 스스로 기억력을 비롯한 인지기능의 저하를 주소로 내원 하거나 2) 가족을 포함한 보호자들이 볼 때 환자의 인지기능이 뚜렷이 저하되어 내원

하는 경우 2가지로 나눌 수 있다. 다시 말하면, 인지기능 환자의 경우 환자 본인을 통한 횡적 종적인 병력 청취도 중요하나, 환자의 기억력이나 집중력이 왜곡되거나 소실되어 있는 경우가 많으므로 환자를 곁에서 잘 지켜본 보호자나 가족의 정보제공이 무엇보다 중요하다. 또한 일반적으로 임상에서 다른 문제, 예를 들면 사고나 기분, 행동의 문제를 주소로 하여 내원한 환자의 경우, 인지기능의 평가를 의사들이 간과하는 경우도 비일비재하다. 우울증이나 정신증의 경우에도 치매를 비롯한 인지 장애를 포함하는 경우가 빈번하므로 인지 장애를 호소하지 않아도 꼭 이에 대한 평가를 하는 것이 중요하다 할 수 있다.

치매를 비롯한 노인 인지 장애의 경우 진단과 치료에 있어 가장 중요한 것은 환자가 보이는 인지(Cognition), 일상생활 수행능력(Acitivties of Daily Living), 행동(Behavior)의 3가지 측면을 평가하고 관리하는 것이 임상적 접근의 가장 근간이 된다고 할 수 있다. 따라서 임상적 접근 시 위 항목을 항상 숙지하고 있어야 한다.

표 5-1 치매를 포함한 인지기능 장애를 가진 환자들이 보이는 흔한 증상들

일상생활의 기능에 영향을 미치는 기억력 장애
익숙하게 하던 일을 잘 하지 못하게 됨
언어 장애
지남력 장애
판단력 장애
추상능력 장애
자신의 물건을 잘 못 찾는 일
기분이나 행동의 문제
의욕의 장애
성격의 변화

2) 현재 증상 및 기능의 평가

(1) 증상의 발생 시기

일반적으로 증상이 갑자기 발생했는지, 또는 서서히 발생했는지의 양상이 중요하다 일반적으로 알츠하이머 치매의 경우 서서히 발생하는 것이 그 특징이며, 혈관성 치매는 알츠하이머 병에 비해 급격히 발생하는 것이 특징이다. 그러나 환자 및 보호자가 이야기하는 경우, 정확하지 않은 경우가 많은데 실제 보호자가 환자의 인지 저하를 알아차릴 때는 환자의 상태가 급격하게 저하된 경우가 많기 때문이다. 특히 요즈음처럼 핵가족화로 인하여 홀로 살고 있는 노인이 많을 경우 그러한 경우가 빈번하다.

(2) 증상의 경과

증상의 경과가 정상적인 상태로 돌아가는지, 또는 약물 복용과 연관성은 없는지, 내외과적 질환과 연관은 없는지 살펴야 한다. 지속적으로 저하될 경우, 치매와 연관된 인지 저하의 가능성이 많다고 할 수 있다. 급박하게 정상과 이상을 반복할 경우 섬망의 가능성이 있으므로 다른 내외과적 원인 질환을 유의 깊게 물어보아야 한다. 또한 혈관성 치매의 경우 뇌졸중이나, 신경학적 손상과 연관되어 있는 경우가 많으므로 이에 대한 평가도 중요하다.

(3) 인지기능 저하의 내용

각종 인지기능 저하의 내용에서도 환자의 질환에 따라 양상이 다르다고 할 수 있다. 일반적으로 전형적인 초기 알츠하이머병의 경우, 최근 기억력의 저하를 호소로 하고 있으나, 사회적으로 적절한 대화와 행동 양식은 보존된 채로 내원하는 경우가 많다. 그러나 전두 측두 치매, 그 중 behavioral variant FTD의 경우 초기부터 성격적인 변화를 주소로 내원하는 경우가 많으며, 진행성 비유창성 실어증이나, 의미치매의 경우 언어장애를 주소로 내원하는 경우가 많다. 그러나 모든 종류의 인지 장애가 중기 이상으로 진행할 경우, 모든 종류의 인지 장애가 동반되어 있는 경우가 많고 특히 행동 문제까지 존재할 경우, 인지 장애의 양상만으로 환자의 증상을 감별하는 것은 어렵다고 할 수 있다.

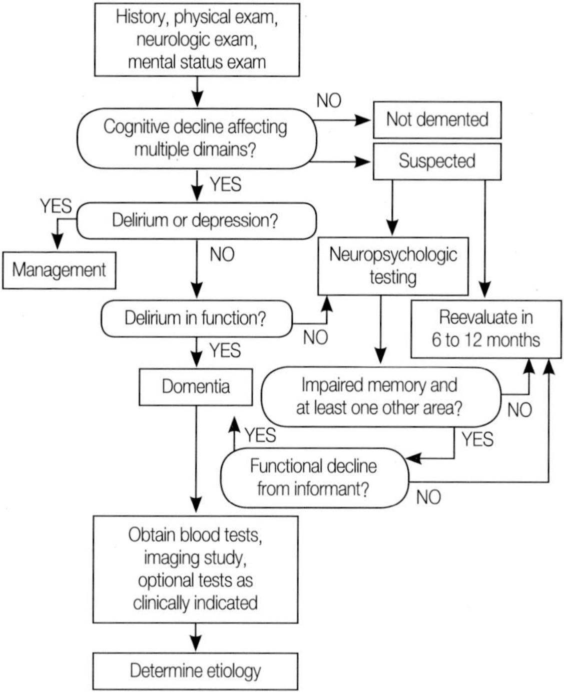

그림 5-1 인지 장애 진단의 흐름도

(4) 환자 기능 손상의 양상

환자의 일상생활 수행능력을 비롯한 아래와 같은 여러 가지 사회적, 대인관계적, 직업적 기능의 양상을 알아보는 것도 환자의 병의 진행 상황을 파악하는 데 많은 도움이 된다. 또한 이러한 기능 손상은 환자에게 현재 그리고 앞으로 닥칠 여러 가지 생활의 장애에 관한 사회 심리학적 중재의 대상이 되므로 그 파악이 매우 중요하다 할 수 있다. 뒤에도 기술하겠으나 이러한 기능손상의 정도는 SIADL이나 ADL같은 척도를 통하여 그 정도를 객관적으로 파악해 놓은 것이 임상적인 평가에 많은 도움을 줄 수 있다.

- 직장에서의 기능 변화(직업을 가지고 있는 경우)
- 자산관리(자산이 있는 경우)
- 운전
- 가사일이나 취미 활동(주로 주부일 경우)
- 옷입기, 화장실 가기, 식사 준비하기 등 기본적인 생활 기술

3) 현재의 일반적인 내외과적, 신경정신과적 병력

노인이 가지고 있는 거의 모든 종류의 내외과적 및 신경과, 정신과 질환이 환자의 인지기능에 영향을 미친다고 할 수 있다. 특히 졸중의 경력, 두부외상의 경력, 비만, 당뇨, 고혈압, 고지혈증 등의 질환의 경우, 치매의 위험도나 진행에 많은 영향을 미치므로 철저한 병력조사를 해야 한다. 이외에도 알코올이나 약물 사용의 경력, 흡연의 경력, 인지기능에 영향을 미칠 수 있는 향정신성 의약품의 경력도 조사해야 한다. 인지기능에 영향을 미칠 수 있는 약물의 경우 아래와 같다.

표 5-2 인지기능 장애를 야기하거나 악화시키는 약물들

Anticholinergic agents
Antidepressants
Antipsychotics
Antiarrhythmics
Sedatives
Antihypertensive agents
Corticosteroids
Narcotics
Anticonvulsants
Dopamine agonists
Muscle relaxants
Antihistamines

4) 이학적 검사

자세한 이학적 검사 및 신경학적 검사를 실시함으로써 환자의 전신상태 및 신경/정신과적 질환에 대한 파악을 해야 한다. 특히 중점적으로 실시해야 할 것은 아래와 같다. 따라서 기본적인 내외과적 및 신경과적, 정신과적 질환 파악을 위하여 청진기나 해머 등의 도구를 준비하는 것이 좋다.

- 고혈압이나 혈관성 질환의 징후(경동맥 잡음 등)
- 심질환의 징후, 특히 뇌 색전증이나 경색을 일으킬수 있는 위험도를 높일 수 있는 심질환 징후의 파악
- 폐질환, 내분비적, 결체조직 질환의 징후
- 신경학적 이상: 편마비, 감각이상, 보행장애, 파킨슨 증후군 등
- 정신과적 이상: 우울증이나 사고장애 등

5) 정신 상태 검사

환자의 인지기능을 스크리닝하고, 환자나 가족이 호소하는 인지기능을 평가하며, 이러한 인지기능의 심한 정도를 평가하고, 치료 경과 중의 변화 양상을 파악하기 위해 실시한다. 주로 간이 정신상태 검사(Mini mental status examination)를 실시하는 경우가 많으나, 임상 현장에서는 인지기능 장애 양상을 파악하기에는 부족한 면이 많다. 따라서 아래와 같이 간단한 bedside neuropsychological test 정도는 실시하는 것이 좋다.

(1) 주의 집중력

주의력의 경우 forward and backward digit span이나, serial subtraction을 실시하거나 현재 연도를 거꾸로 말하기 같은 것을 실시할 수 있다. 주의력 손상의 경우 다른 인지기능의 수행에도 지대한 영향을 미치므로 중요하다고 할 수 있다. 이외에도 급성 아급성의 주의력 장애가 갑작스럽게 출현할 경우 섬망의 가능성이 있으므로 주의해야 한다.

(2) 언어 기능

언어기능의 경우 유창성(fluency)은 자연스런 대화과정에서 파악할 수 있

다. 이외에도 따라 말하기, 이해력, 이름대기 등을 파악해야 한다.

(3) 시공간 기능

시계 그리기나, complex figure thing을 그려봄으로써 파악할 수 있다. 물론 이러한 능력은 attention, sequencing, integration skill 등의 다양한 능력을 필요로 한다.

(4) 기억력

기억력은 가장 많이 호소하는 인지기능 장애이다. 환자의 기억력의 consolidation은 attentional deficit에 의해서도 장애가 발생할 수 있으므로 환자의 기억력 측정은 지남력(시간 장소 사람), 기존에 가지고 있는 기억력 측정(환자의 생일 묻기, 자녀의 이름 묻기, 전직 대통령 이름대기 등), 새로운 정보의 습득의 측정(연관 없는 3개 단어 외우고 5-10분 있다가 기억하기 또는 연관 없는 주소와 사람이름 불러주고 기억하기)이 포함된다.

6) 신경 심리 검사

이러한 간단한 검사가 끝나고 좀 더 환자의 객관적인 상태를 파악하기 위해 종합 신경 심리검사를 실시한다. 모든 치매 환자(예를 들어, 심한 단계의 환자들)의 평가에 있어 신경 심리검사가 꼭 필요한 것이 아니지만, 비교적 초기단계 환자나, 경도 인지 장애 환자의 진단, 또한 비 전형적인 패턴을 보이고 있는 환자들의 평가에 있어서의 가치는 매우 높다고 할 수 있다. 또한 임상 시험 등의 결과 측정 변수로서의 가치도 있을 수 있다 하겠다. 현재 우리나라에서 많이 사용되고 있는 신경심리검사 배터리는 CERAD-K, SNSB, ADAS-Cog-K 등이 있다.

7) 뇌 영상 검사

현재 뇌 영상 기술의 발달로 인하여 많은 다양한 뇌 영상 기법이 발견되었으며 이를 환자에게 적용할 수 있게 되었다. 특히 알츠하이머 병이 의심되는 환자에게 beta amyloid를 추적할 수 있는 PiB(Pittsburg Compound B)같은 영상도

개발되어 있다. 하지만 일반적인 상황에서는 구조 뇌영상 즉, CT나 MRI가 보편적으로 사용되고 있으며 이를 통하여 주로 질환의 감별진단에 도움을 얻고 있다. 구조 뇌영상 특히 MRI가 진단의 감별에 도움이 되는 경우는 뇌졸중, 뇌 종양, 뇌 위축의 양상 관찰 등이다. 이외에도 뇌 백질의 질환이나, 혈관 질환, 뇌염 등의 감별에도 유용하게 이용될 수 있다. 또한 기능 뇌 영상인 SPECT나 FDG PET의 경우 대뇌 혈류량이나 뇌 대사를 볼 수 있는 점으로 미루어 감별진단에 많은 도움을 얻을 수 있다.

(1) 일반적인 치매의 임상에서 사용되는 MRI protocol(Dementia protocol)

- Axial T1
- Axial T2
- Axial FLAIR
- Axial GRE
- Sagittal T1
- Coronal T2

8) 혈액 검사

(1) 일반적인 혈액 검사

주로 전신상태의 평가를 위하여 사용된다. complete blood count, blood chemistries(Na, K, Ca, P, AST, ALT, r-GTP, Cr, BUN, TSH, T3, T4), B12 level, VDRL Lipid profiles(HDL, LDL, Free fatty acid, TG)

(2) 유전자 검사

주로 알츠하이머 병의 위험도에 대한 진단의 보조적 요법으로 APO E 유전자 검사를 실시한다.

3. 질환의 감별

1) 경도 인지 장애(Mild Cognitive Impairment, MCI)

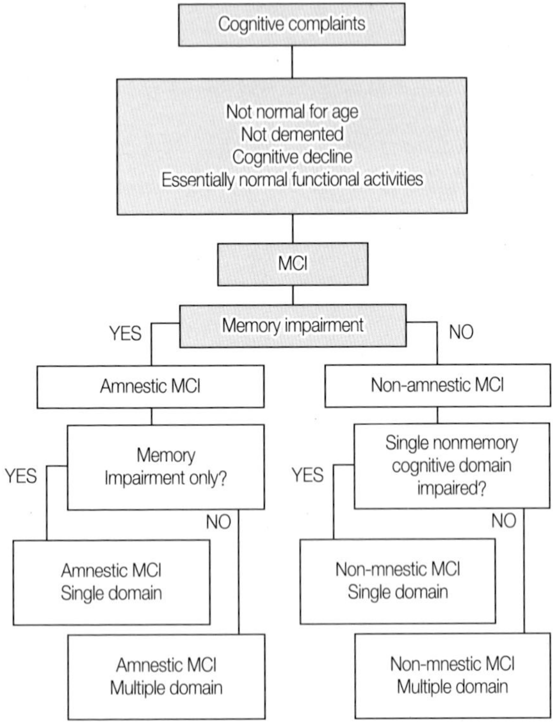

그림 5-2 경도 인지 장애의 진단과 종류

2) 알츠하이머 병(Alzheimer's Disease, AD)

표 5-3 알츠하이머 병의 NINCDS-ADRDA 진단 기준

Probable AD
▪ Criteria for clincal diagnosis of probable AD: - Dementia established by clinical examination, documented by mental status testing, and confirmed by neuropsychological test - Deficits in two or more areas of cognition - Progressive worsening of memory and other cognitive functions - No disturbance of consciousness - Onset between age 40 and 90 - Absence of systemic or other brain diseases that could account for dementia
▪ Dianosis of probable AD is supported by: - Progressive deterioration of specific cognitive functions such as language(aphasia), motor skills(apraxia), and perception(agnosia) - Impaired activities of daily living and altered patterns of behavior - Family history of similar disorders, particularly if confirmed neuropathologically - Laboratory results of: Normal lumbar puncture as evaluated by standard techniques Normal pattern or nonspecific changes in EEG, such as increased slow wave activity Evidence of progressive cerebral atrophy on CT by serial observation
▪ Features consistent with diagnosis of probable AD - Plateaus in the course of progression of the illness - Associated symptoms of depression, insomnia, incontinence, delusions, illusions, hallucinations, catastrophic, verbal, emotional, or physical outbursts, sexual disorders, and weight loss - Other neurologic abnormalities, especially with more advanced disease and including motor signs such as increased muscle tone, myoclonus, or gait disorder - Seizures in advanced disease - CT normal for age
▪ Features that make diagnosis of probable AD unlikely: - Sudden onset - Focal neurologic findings - Seizures or gait disturbances early in the course of the illness

Possible AD
■ Criteria for clincal diagnosis of possible AD - Atypical onset, presentation, or clinical course of dementia in the absence of other neurologic, psychiatric, or systemic causes - Presence of a second systemic or brain disorder sufficient to produce dementia but not considered to be the cuase of the dementia - Single, graduallyi progressive, severe cognitive deficit identified in the absence of other identifiable cause
Definite AD
■ Criteria for diagnosis of definite AD - Clincal critieria for probable AD - Histopathologc evidence obtained from a biopsy or autopsy

3) 혈관성 치매(Vascular Dementia, VaD)

표 5-4 혈관성 치매의 NINDS-AIREN 진단기준(Roman GC, 1993)

Essential Requirements
■ Dementia involving memory failure and other cognitive functions that interfere with function in daily living ■ Cerebrovascular disease (determined through history, examination, or brain imaging) ■ Evidence that the above are causally related; features that support causality include; - Temporal relationship between stroke and dementia - Abrupt or stepwise deterioration in mental function or fluctuating course - Specific brain imaging findings, indicating damage to regions important for higher cerebral function
Supportive Clinical Features
■ History of cerebrovascular risk factors (e.g., hypertention, DM, cardiac disease, elevated cholesterol, smoking) ■ Early appearance of gait disturbance or history of frequent falls ■ Early appearance of urinary incontinence, not explained by urologic disease ■ Frontal lobe or extrapyramidal features(especially common in Binswanger's disease) ■ Pseudobulbar features with or without emotional incontinence (occasional pathologic crying)

4) 주요 우울 장애

표 5-5 주요 우울증과 초기 치매와의 유사점과 차이점

Feature	Depression Presenting as Memory Difficulties	Classic Alzheimer's Disease Without Depression
Age of Onset	Common below and above age 60	Rare below age 60
Onset	Subacute or insidious	Insidious
Course of Symptoms	Some fluctuations	Progressive decline
Memory complaints	Almost always aware	Sometimes aware, often untroubled by memory
Affective state	Sad or stoic	Sad, stoic, or cheerful
Sleep-wake cycle	Often disturbed	Sometimes disturbed
Language/praxis symptoms and signs	Uncommon unless depression is severe	Uncommon in mild stages, but common in moderate and severe stages
Memory testing	Performs better than self expectation	Performs worse than self expectation
Response to cholinesterase inhibitor therapy	Improvement in cognitive status not expected	Modest improvement in cognitive status can occur
Response to antidepressant therapy	Significant improvement likely	Mild improvement in mood or behavior may occur

4. 인지 저하를 호소하는 노인의 치료 및 관리

1) 비약물적 요법

- 가능하면 환자를 자주 관찰할 것
- 시각장애가 있는 경우, 적절한 조명과 적절한 안경 등을 통해서 보조해준다.
- 청각장애의 경우, 주변 소음, 명확한 말소리, 보청기 등을 통해서 보조해준다.

- 적절하고 규칙적인 휴식을 통해서 피로를 예방해준다.
- 읽을 수 있는 환자들에게는 표지판 등을 통해서 보조해준다.
- 감정적인 자제가 되지 않거나 분노를 표현하는 환자의 경우 주위 환기를 통해 이를 분산시킬 수 있도록 한다.
- 너무 과하거나 너무 약한 시각적, 청각적, 사회적 자극은 피하도록 한다
- 적절한 활동 프로그램을 제공해준다.
- 규칙적이고 계획적인 배변 시간을 마련해줌으로써 밤에 불안 초조함이나 변실금, 요실금을 예방해준다.
- 야간 수면에 문제가 있을 경우는 낮잠은 되도록 피하도록 한다.
- 기타 주변 환경을 환자에 친숙하게 만들어준다.
- 간병인들에게 환자를 적절하고 안정적으로 지도할 수 있도록 교육한다.

2) 약물치료

(1) Cholinesterase Inhibitors

- Donepezil
  5-10mg/day: 임상증상에 따라 조절한다.
  Titration: 4-6주간 5mg/day 이후 증상에 따라 10mg/day로 증량할 수 있다.
- Rivastigmine
  low dose(1mg-4mg/day) to high dose(6mg-12mg/day)
  Titration : 4-6주간 low dose(1mg-4mg/day) 이후 임상 양상에 따라 higher dose로 증량할 수 있다.
- Galantamine
  8-24mg/day: 임상증상에 따라 조절한다.
  Titration : 4-6주간 8mg, 이후 임상 양상에 따라 24mg/day 까지 유지 할 수 있다.
- Cholinesterase Inhibitors의 side effects

구역감, 설사, 식욕 감퇴, 어지러움, 근육경련, 수면장애

(2) Memantine

Moderate to severe AD(MMSE〈20, CDR 2-3, GDS 5-6)

Titration: Initial dose 5mg/day, 5mg increasing/week, 10mg bid opitimal dose

Agitation, aggression, irritability/lability 와 night time behavior 등의 행동 증상의 완화에도 효가 있다.

(3) Management of Behavioral Symptoms of Dementia

표 5-6 치매의 행동증상 조절에 사용되는 약물의 종류와 용량

<table>
<tr><th>Drug Name</th><th>Initial daily dose</th><th>Final Daily Dose</th><th>Targeted Symptoms</th></tr>
<tr><td colspan="3">Atypical antipsychotic</td><td rowspan="6">Psychosis, Agitation</td></tr>
<tr><td>Risperidone</td><td>0.5mg/d</td><td>1.0(0.75-1.5mg/d)</td></tr>
<tr><td>Olanzapine</td><td>2.5mg/d</td><td>5.0(5-10mg/d)</td></tr>
<tr><td>Quetiapine</td><td>25mg/d</td><td>200(50-150mg/d)</td></tr>
<tr><td>Ziprasidone</td><td>20mg/d</td><td>40(20-80mg/d)</td></tr>
<tr><td>Aripiprazole</td><td>10mg/d</td><td>10(10-30mg/d)</td></tr>
<tr><td colspan="3">Typical antipsychotic</td><td rowspan="2">Psychosis, Agitation</td></tr>
<tr><td>Haloperidol</td><td>0.25mg/d</td><td>2(1-3mg/d)</td></tr>
<tr><td>Mood stabilizer</td><td></td><td></td><td rowspan="3">Agitation</td></tr>
<tr><td>Divalproex Sodium</td><td>125mg/d</td><td>500(250-500mg/d)</td></tr>
<tr><td>Carbamazepine</td><td>200mg/d</td><td>400(200-500mg/d)</td></tr>
<tr><td colspan="3">SSRIs</td><td rowspan="6">Depression, Anxiety, Psychosis, Agitation</td></tr>
<tr><td>Citalopram</td><td>10mg/d</td><td>20(20-40mg/d)</td></tr>
<tr><td>Escitalopram</td><td>5mg/d</td><td>10(10-20mg/d)</td></tr>
<tr><td>Paroxetine</td><td>10mg/d</td><td>20(10-40mg/d)</td></tr>
<tr><td>Sertraline</td><td>25mg/d</td><td>75(75-100mg/d)</td></tr>
<tr><td>Fluoxetine</td><td>5mg/d</td><td>10(10-40mg/d)</td></tr>
</table>

Drug Name	Initial daily dose	Final Daily Dose	Targeted Symptoms
TCA			
Nortriptyline	10mg/d	50(25-100mg/d)	Depression
Desipramine	10mg/d	100(50-200mg/d)	
SNRI			
Venlafaxine	37.5mg bid	200(100-150mg/d)	Depression, anxiety
NaSSa			
Mirtazapine	7.5mg/d	15(15-30mg/d)	Depression

Cummings JL, (2004)

| 참고문헌 |

1. Benjamine J. Sadock, Virginia A. Sadock Synopsis of psychiatry, 10th ed.Wolters Kluwer | Lippincott Williams & Wilkins 2007.
2. Robert E. Hales, Stuart C. Yudofsky, Glen O. Gabbard The American psychiatric publishing text bood of psychiatry, 5th ed.American Psychiatric Publishing, Inc, 2008.
3. Stephen M. Stahl. Stahl's essential psychopharmacology, 3rd ed. Cambridge, 2008.
4. Holsinger T, Deveau J, Boustani M, Williams JW Jr. Does this patient have dementia? JAMA. 2007 Jun 6;297(21):2391-404
5. Small BJ, Gagnon E, Robinson B. Early identification of cognitive deficits: preclinical Alzheimer's disease and mild cognitive impairment. Geriatrics. 2007 Apr;62(4):19-23.

Catholic University of Korea 임상진료지침

06 소아청소년 정신질환

Psychiatry

1. 정신지체(지적장애, Mental retardation, Intellectual disability)

1) 진단

표 6-1 DSM-IV-TR의 정신지체 진단기준

A. 심하게 평균 수준 이하의 지적 기능 : 개별적으로 실시된 지능검사에서 70이하의 지능지수(지능은 표준화된 지능검사로 측정된다)

B. 다음 항목 가운데 적어도 두 가지 항목에서 현재의 적응기능(예: 개인의 연령이나 문화집단에서 기대되는 기준을 만족시키는 개인의 효율성)의 결함이나 장해를 동반한다. : 의사소통, 자조능력, 집안에서의 생활, 사회성 및 대인관계, 지역사회 공공시설의 이용, 자기관리, 기능적 학업능력, 직업, 여가, 건강 및 안전.

C. 18세 이전에 발병한다(성인기에 발생한 지능 저하와 적응 능력 결함은 치매로 진단한다).

표 6-2 지적 기능수준에 따른 분류

분류	지수	최대도달 정신연령과 적응기능 수준	지적장애	특수교육
경도	50~69	9~12세, 주위 도움 받아 독립생활	3급	교육가능급
중등도	35~49	4~8세, 지도 감독 아래 단순 작업	2급	훈련가능급
중등	20~34	2~3세, 훈련 받아 신변처리 겨우 가능	1급	완전보호급
최중증	20미만	2세 미만, 신변처리 지속 보호 필요		

2) 원인

원인 불명인 경우가 많으나 예후, 합병증 관리, 유전상담, 예방 등을 위하여 원인을 밝히는 것이 필요하다.

- 유전체 이상: 다운 증후군, 약체X증후군, 터너 증후군, 클라인펠터 증후군, 에드워드 증후군, 결절성 경화증 등
- 산전(감염, 독소): 선천성 풍진, 매독, 뇌수막염, AIDS, 톡소플라스마 감염증, 단순포진바이러스 감염증, 선천성 알코올 증후군, 약물
- 주산기: 저산소증, 조산
- 산후: 갑상샘 감소증, 영양실조, 독소, 외상, 뇌수막염

3) 면담 시 주의사항

- 환자와 면담 시 내용 수준은 정신 연령에 적합하게, 태도는 실제 연령에 맞도록: 환자를 존중하여 관계 형성에 도움이 되고, 보호자에게는 장애우에 대한 모범적인 태도를 보여준다.
- 환자나 보호자가 정신지체가 받아들이기 어려운 내용임을 인식하고, 의학면담의 '나쁜 소식 전하기 원칙'에 맞추어 '단계 노출'과 '공감의 태도로 감정 수용하기' 등을 유도한다.
- 예후나 유전 상담은 근거에 바탕을 두어 지나치게 비관, 낙관적이 되지 않도록 주의한다.

4) 경과 및 예후

대부분의 경우 인지기능자체가 호전되는 것은 아니지만 지지적 환경에서 적절한 훈련 및 교육을 받으면 적응력이 향상될 수 있다.

- 유아기와 학령 전기

  언어 발달, 운동 발달, 대소변 훈련, 애착 반응 등이 늦다.
- 학령기

  다양한 학습적, 사회적, 독립적 기술 습득이 기대 수준만큼 향상되지 못해, 부모나 아동이 좌절을 겪으며, 또래나 학교 교사로부터 거절당하는

경험으로 인해 불안, 우울, 위축, 행동적 문제가 나타나기 쉽다.

- 청소년기
  경도의 정신지체일수록, 청소년기에 심리적 어려움이 더 클 수 있다. 추상적 사고 능력의 결함으로 인해, 정상적인 또래와의 상호작용이 더욱 어렵다. 긍정적 자화상과 사회성 기술을 가르치고, 성교육이 필요하다.

2. 전반적 발달장애(Pervasive Developmental Disorders; PDD)

전반적 발달장애는 발달 초기부터 시작되는 광범위하고 심각한 사회적 상호 작용, 언어 발달 및 의사 소통, 제한된 활동 및 흥미 영역의 장애를 나타내는 질환이다.

DSM-IV 기준에 따라 전반적 발달장애는 자폐장애(Autistic disorder), 레트장애(Rett's disorder), 소아기 붕괴성장애(Childhood disintegrative disorder), 아스퍼거 장애(Asperger's disorder) 및 기타 자폐장애(Pervasive developmental disorder NOS)로 분류된다.

1) 진단 및 평가

(1) 고려할 사항

- 직접 관찰, 과거력, 일상생활 기능, 가족의 평가 등을 바탕으로 광범위한 영역의 장애에 대한 임상적 평가를 시행한다.
- 지적 기능, 지적 성취 정도, 의사소통 능력, 사회성, 행동양상(과잉행동, 자극이나 변화에 대한 저항, 자해행동 등), 전반적 적응 능력, 초기 발달력, 발달 초기의 이상 소견, 내외과적 병력 및 투여 약물, 가족력, 이전의 평가 혹은 치료, 현재 받고 있는 교육 프로그램 등

(2) 임상 소견

표 6-3 전반적 발달장애를 의심할 수 있는 임상소견

- 눈맞춤이 되지 않는다.
- 사회적 미소 짓기(social smile)가 되지 않거나 거의 없다.
- 이름을 부를 때 쳐다보지 않는다.
- 12개월까지 옹알이가 없다.
- 12개월까지 제스처를 사용하지 않는다.
- 자발적 모방 놀이, 가장 놀이가 없다.
- 16개월까지 단어를 사용하지 않는다.
- 24개월까지 2개의 단어로 된 자발적인 어구가 없다. (반향어는 제외)
- 상동적으로 반복되는 어구를 사용하거나 대명사 반전, 신어조작증, 개인 특유의 언어가 있다.
- 상동운동, 반복적인 운동성 매너리즘을 보인다.
- 비정상적인 유별난 집착, 한정된 관심, 비기능적 일상에 대한 강박적 집착을 보인다.

(3) 신체적, 신경학적 진찰

머리 둘레, 신체의 특이한 형태, 신경학적 피부이상(neurocutaneous abnormalities), 걸음걸이, 근긴장도, 반사, 뇌신경 기능을 평가

(4) 이학적 검사 및 기타검사

- 뇌파 검사 : 경련이 의심되는 증상, 발달상의 퇴행이 있을 때
- 뇌 자기공명영상, 유발전위 검사 : 경련성 질환, 기타 신경학적 이상이 있는 경우
- 유전학적 자문(염색체 분석) : 정신지체 가족력, 특이한 신체소견(dysmorphic features)이 있을 때
- 선택적 대사이상 검사 : 기면(lethargy), 순환성 구토, 유아기 경련발작, 형태학적 이상, 정신지체, 신생아기 대사이상 선별검사에서 이상 소견
- 청력검사
- 혈중 납 농도 검사 : 사물을 입에 집어넣는 행동이 있을 때
- 지능검사, 발달검사

(5) 진단기준

표 6-4 자폐장애 진단기준(DSM-IV-TR)

A. (1), (2), (3)에서 총 6개 이상 항목, 적어도 (1)에서 2개 항목, (2)와 (3)에서 각각 1개 항목이 충족되어야 한다.
  (1) 사회적 상호 작용에서의 질적인 장해 (적어도 2개 항목으로 표현됨)
  - 사회적 상호작용을 조절하기 위한 눈 마주치기, 얼굴 표정, 몸자세, 몸짓과 같은 다양한 비언어적 행동을 사용하지 못함
  - 발달 수준에 적합한 친구 관계 발달 실패
  - 자발적으로 다른 사람들과 기쁨, 관심, 성공을 나누지 못함
  - 사회적, 감정적으로 서로 반응을 주고받는 상호 교류 결여

  (2) 질적인 의사소통 장해(적어도 1개 항목으로 표현됨)
  - 구두 언어 발달의 지연 또는 완전한 발달 결여
  - 적절하게 말을 하는 경우, 다른 사람과 대화를 시작하거나 지속하는 능력의 현저한 장해
  - 상동증적, 반복적 언어, 괴상한 언어의 사용
  - 발달 수준에 적합한 가상 놀이, 사회적 모방 놀이 결여

  (3) 제한적, 반복적, 상동증적인 행동이나 관심, 활동(적어도 1개 항목으로 표현됨)
  - 강도나 초점에 있어서 비정상적인, 한 가지 이상의 상동증적이고 제한적 관심에 집착
  - 특이하고 비효율적인 틀에 박힌 일이나 의식에 고집스럽게 매달림
  - 상동증적이고 반복적인 동작성 매너리즘
  - 대상의 부분에 지속적으로 몰두

B. 다음 영역 가운데 적어도 한 가지 영역에서 기능이 지연되거나 비정상적이며, 3세 이전 시작
  (1) 사회적 상호 작용 (2) 사회적 의사소통에 사용되는 언어 (3) 상징적 또는 상상 놀이

C. 장해가 레트 장애 또는 소아기 붕괴성장애로 설명되지 않는다.

(6) 전반적 발달장애 유형별 특징

- 자폐장애

사회적 관계, 의사소통 및 놀이, 제한된 관심 및 행동 3영역에서 장애가 있다. 보통 3세 이후 진단되지만 3세 이전에도 사회적 상호작용, 언어의 사회적 사용, 가상놀이 등 영역에서 이상을 기준으로 진단을 내린다.

- 레트장애

생후 약 6개월 까지 정상 발달이 이루어진 후 점차적으로 뇌병증(encephalopathy)이 나타나면서 두부 발달의 저하, 언어 및 사회적 기능

의 소실, 상동증적 손 운동 등이 관찰된다.

- 소아기 붕괴성장애

  최소 2년간 정상 발달 후 언어 영역, 사회적 관계, 제한된 관심 및 행동 영역 중 최소 2영역 이상에서 기능의 소실이 나타나기 시작한다.

- 아스퍼거장애

  사회적 상호작용의 장애, 제한적이고 반복적인 행동 등이 나타나지만, 자폐성장애와는 달리 심각한 언어 발달의 지연, 인지 발달이나 나이에 맞는 자기보호 기술 및 적응 행동의 발달 지연이 없다. 고기능 자폐증이나 달리 분류되지 않는 전반적 발달장애와 증상이 유사하다는 논란이 있다.

(7) 감별 진단 및 동반 질환

- 소아기 발병 정신분열병
- 정신지체 : 자폐증의 70-85%에서 동반, 이중 약 50%는 중등도 이하 정신지체임
- 수용성·표현성 혼합 언어장애, 선천성 농아나 심한 난청
- 정신사회결핍, 강박장애, 불안장애

2) 치료

- 조기에 시작한다. : 장기적으로 일관성 있게 치료 프로그램을 제공한다.
- 치료목표 설정 : 행동장애 감소, 의사소통 증진, 자립 기술을 습득에 중점
- 특수 교육 : 사회성, 언어소통능력, 문제해결능력 등의 발달을 증진
- 행동치료 : 문제 행동의 소거, 언어, 사회성 증진 행동치료 등
- 주기적인 경과 관찰을 한다.

(1) 약물치료

전반적 발달장애의 핵심증상에 대한 효과는 불분명하며, 동반증상 개선을 목표로 한다. 치료의 목표가 되는 동반증상은 다음과 같다.

공격성(aggression), 자해행동(self-injurious behavior), 과잉행동(hyperactivity), 반복적이고 상동증적인 행동, 수면장애 등

- 항우울제: 기분증상, 불안증상, 반복적인 사고 및 행동 호전. SSRI 제제를 주요 사용
- 항정신병약물 : 사회적 행동의 장애, 반복적인 상동행동, 파괴적인 행동, 자해행동 개선
  haloperidol- 장기간 사용 시 운동곤란증(dyskinesia) 가능성으로 최근에 사용이 제한적
  비전형적 항정신병약물 : risperidone, olanzapine, quetiapine, ziprasidone, aripiprazole 등
- 기분 조절제/항경련제 : 기분 조절, 항공격성 약제, 충동 조절효과 및 항경련 효과 valproate
- 정신자극제 :과잉행동, 집중력저하 개선. methylphenidate
- opioid계 약제: 상동증상 개선. naltrexone

표 6-5 전반적 발달 장애에서 사용 가능한 약물들

Drugs	Uses	Adverse effects in children
Fluoxetine	Modest benefit on repetitive behaviors Improving mood	Risk of behavioral deterioration
Citalopram	Modest improvement in anxiety and mood	Risk of behavioral deterioration
Sertraline	Reduction in repetitive behavior Improving mood	Limited information
Clomipramine	• Effective for OCD symptoms and hyperactivity in older children • Limited evidence for efficacy in younger children	EKG changes Seizure
Haloperidol	Modest benefit in reducing stereotypy and withdrawal	EPS, tardive dyskinesia
Risperidone	Agitation, aggression, temper control, stereotypy, hyperactivity	Sedation, lethargy, weight gain
Valproate	Improvement in emotional lability	Skin rash, increased appetite
Methylphenidate	Hyperactivity, inattention	Agitation, stereotypy
Naltrexone	Inconsistent effects of self-injury/hyperactivity	Increased frequency of stereotypes

3. 주의력 결핍/과잉행동 장애(Attention Deficit/Hyperactive Disorder: ADHD)

1) 임상양상 및 역학

매우 흔한 소아정신과 질환으로 소아정신과 외래 내원 아동의 30-50%가 진단되며, 유병률은 학동기 아동의 3-7%, 남아에서 더 많다(2-9:1). 집중력 장애, 과잉행동 및 충동성의 특징적인 증상들이 7세 이전에 나타나서 최소 6개월간 지속되어야 하며 학교, 가정 등에서 광범위한 기능적인 손상이 있다. 일반적으로 이러한 증상들은 5세 이전에 시작되며 상당부분은 청소년기 및 성인기까지 지속된다. ADHD 아동은 학업 성취도가 떨어지고, 행동문제나 사회적 관계 형성의 어려움을 경험할 가능성이 높다.

2) 진단 및 평가

(1) 평가

- ADHD 증상에 대한 면담 : DSM-IV 진단 기준 이용하여 항목 하나하나에 대해 자세히 면담한다.
- 다른 흔한 공존 정신장애에 대한 면담 : 흔히 동반되는 공존질환 여부를 파악한다.
- 증상 척도 및 평가 도구 : 부모 및 교사용 ARS(ADHD Rating Scale), 아동행동조사표(Child Behavior Checklist; CBCL) 등을 보조적으로 이용한다.
- 가족력과 가족 기능 평가 : 유전적 소인, 가족 환경 요소들, 심리사회적 스트레스 등
- 주산기력 및 발달학적 이정표, 의학적 질환 정보, 정신과적 병력(전반적 발달장애, 언어장애, 정신지체 등)
- 소아 또는 청소년과의 직접 면담 : 관계형성 및 면담 중 정신상태검사를 통해 감별진단 및 공존질환 평가

- 심리검사 : 표준화된 지능검사와 학습능력검사, 그리고 신경심리검사, 언어 평가, 주의력 및 억제조절을 보는 전산화 검사(Attention Diagnostic System(ADS), Comprehensive Attention Test(CAT) 등) 등이 있으며, 이들 검사는 환자의 기능과 합병증을 이해하는데 유용하다.

(2) 진단기준(표 6-6)

(3) 감별진단 및 공존 질환

- 3세 이전에는 신경계 자체가 미성숙한 상태이므로 정상과 비정상을 구분하기 어렵다. 정상적으로 활동적인 유치원생과 감별을 해야 하며, 또한 불안장애, 우울장애, 양극성장애, 아동학대, 정신지체, 간질, 뚜렛장애 등을 감별해야한다.
- 공존질환의 빈도가 매우 높아 50% 이상에서 공존질환이 진단되며, ADHD 주 증상뿐만 아니라 이로 인해 더욱 심각한 기능 손상을 일으킨다. 가장 흔한 것은 적대적 반항행동장애(40%)이며, 불안장애(25%), 기분장애, 학습장애, 품행장애, 틱 장애, 다양한 신경발달학적인 지체(언어발달지체나 글쓰기 등의 운동발달의 저하 등), 약물중독이나 인터넷 중독 등이 있다.
- ADHD로 인한 이차적인 문제들로, 대인관계에서의 문제점, 부모와의 심한 갈등, 자신감의 상실, 낮은 자기 존중감, 사고를 잘 당함, 학습부진, 불안, 우울감 등과 같은 문제들이 발생할 수 있다.

3) 경과 및 예후

- 관해(remission)가 일어난다면 주로 12-20세 사이에 관해 되며, 과활동성이 가장 먼저 없어지고 부주의함은 가장 나중에 없어진다. 대부분은 부분적으로만 관해된다.
- 적어도 40-50%에서 성인기까지 증상이 지속된다. 사춘기까지 증상이 지속되는 경우에는 품행장애(conduct disorder)가 발생할 가능성이 높다. 특히 ADHD와 품행장애가 같이 있을 경우에는 반사회성인격장애

(antisocial personality disorder)나 약물남용장애가 발생할 위험이 높아진다. 또한 인격장애 또는 기분장애(mood disorder)가 발생하기 쉽다.

4) 치료

(1) 치료 원칙: 부모교육과 약물치료가 가장 중요

- ADHD 진단이 확정된 후에는 환자의 증상, 기능, 환경, 합병증 등을 고려하여 종합적인 치료 계획을 세운다.
- ADHD 약물치료는 부작용에 유의하면서 식품의약품 안전청에서 ADHD 치료 약물로 인정한 약물의 사용을 원칙으로 한다.
- 일단 약물치료가 결정된 후에는 가족에게 약물 효과나 한계, 그리고 부작용에 대해서 충분한 정보를 준다.
- 약물에 대한 효과가 확실하여 학습, 가족, 그리고 사회적인 기능이 정상화된 뒤에는 약물 단독 요법만으로 치료하는 것이 바람직하다.
- ADHD 증상이 있고 기능장애를 야기하는 한에는 약물치료를 지속할 것을 권한다.
- 약물로 충분한 치료 효과가 없을 경우, 진단을 주의 깊게 재검토하고, 공존질환이 있거나 혹은 가족 간 스트레스를 경험할 경우, 약물치료와 함께 심리사회적 치료를 병행하는 것을 추천한다.
- ADHD 의 핵심증상 및 동반증상 치료에는 약물치료가 매우 효과적이나, 비약물치료가 약물의 용량을 감소시키고, 부모의 순응도와 만족도를 증대시키며, 사회성 향상 등의 동반문제 감소에 기여할 수 있으므로 치료적 상황이 허락하는 한, 비교적 효과가 검증된 부모교육 및 행동치료의 병행을 고려하는 것을 추천한다.
- ADHD 의 주 증상인 과잉행동, 충동성, 주의력결핍 문제의 정도가 상당히 경증일 경우에는 일차적으로 비약물치료를 고려할 것을 추천한다.

표 6-6 주의력결핍 과잉행동장애의 진단기준(DSM-IV TR)

A. 1 또는 2 중에 한 가지에 해당되는 경우:
  1. 부주의에 관한 다음 증상 가운데 여섯 가지 이상의 증상이 부적응적이고 발달 수준에 맞지 않는 정도로 6개월 이상 지속될 때
    (a) 세부적인 것에 부주의하거나, 부주의한 실수
    (b) 일을 하거나 놀이를 할 때 지속적으로 주의를 집중할 수 없음
    (c) 다른 사람이 말을 할 때 경청하지 않는다.
    (d) 종종 지시 받은 것을 따라하지 않고 학업, 잡일, 작업장에서의 임무를 완수하지 못한다 (반항하기 위해서나 지시를 이해하지 못해서가 아님).
    (e) 과업과 활동을 체계화하지 못함
    (f) 지속적인 정신적 노력을 요구하는 과업을 피하고 싫어하며 꺼려한다.
    (g) 필요한 것들을 자주 분실
    (h) 외부의 자극에 쉽게 산만해짐
    (i) 일상적인 활동을 자주 잊어버린다.
  2. 과잉행동-충동성에 관한 다음 증상 가운데서 여섯 가지 이상의 증상이 부적응적이고 발달 수준에 맞지 않는 정도로 6개월 이상 지속될 때
    (a) 자주 손발을 계속 꼼지락거리며 의자에 앉아서도 몸을 옴지락거린다.
    (b) 앉아 있어야 되는 교실이나 다른 상황에서 자주 자리를 이탈한다.
    (c) 부적절한 상황에서 지나치게 뛰어다니거나 기어오른다.
    (d) 자주 조용히 여가활동에 참여하거나 놀지 못한다.
    (e) 자주 "끊임없이 활동하거나" 마치 "발에 모터가 달린 것처럼" 행동한다.
    (f) 지나치게 말을 많이 한다.
    (g) 질문이 채 끝나기도 전에 성급하게 대답한다.
    (h) 차례를 기다리지 못한다.
    (i) 다른 사람의 활동을 방해하고 간섭한다(예 : 대화나 게임에 참견한다).

B. 과잉행동-충동 또는 부주의 증상 중 일부가 7세 이전부터 있었다.

C. 장애의 일부가 두 가지 이상의 상황에서 존재한다(예 : 학교와 집).

D. 사회적, 학업적 또는 직업적 기능에 임상적으로 의미있는 장애가 발생한다는 명백한 증거가 있어야만 한다.

E. 증상이 전반적 발달장애, 정신분열증 또는 다른 정신증적 질환이 있을 때만 발생하는 것은 아니며 다른 정신질환(예 : 기분장애, 불안장애, 해리성 장애 또는 인격장애)에 의해서 더 잘 설명되지는 않는다.

혼합형(ADHD, combined type),
부주의형(ADHD, predominantly inattentive type),
과잉행동-충동성형(ADHD, predominantly hyperactive-impulsive type)

(2) 약물치료

표 6-7 FDA 공인 ADHD 치료약물 및 사용방법

Generic class	Brand name	Duration of activity (hours)	How supplied	Usual dosing range (mg/kg/day)	Typical starting dose	FDA Max/day
Methylphenidate	메칠펜®, 페니드®	3-4	5, 10mg tablet	0.3-2.0	5mg bid	60mg
Methylphenidate	Metadate® CD	8	10, 20, 30mg capsule; can be sprinkled	0.3-2.0	20mg qam	60mg
Methylphenidate	Concerta®	12	18, 27mg caplet	0.3-2.0	18mg qam	72mg
Atomoxetine	Strattera®	24	10, 18, 25, 40, 60mg capsule	1.2	0.5mg/kg/day for 4days; then 1mg/kg/day; them 1.2mg/kg.day	1.4mg/kg/day or 100mg

정신자극제 부작용 및 대처방법은 다음과 같다.

- 식욕저하, 불면, 두통, 복통, 졸림, 불안, 어지럼증 등으로 대부분 치료 초기에 발생하며 대체로 경미하고 일시적이므로 치료 없이도 해결된다.
- 약물로 인한 불면의 경우, 정신자극제 용량을 줄이거나 소량의 trazodone 또는 antihistamine 사용가능하다.
- 저녁시간에 증가되는 과잉행동/충동성 "rebound"; 늦은 오후에 아침용량보다 적은 양의 IR form(메칠펜, 페니드)을 사용한다.

- 1년에 2회 이상 키와 체중을 측정한다. 정신자극제 투여 1년 후 신장 또는 체중에서 percentile 10 point 이상 저하된다면 다른 종류의 약물을 고려할 수 있다.
- 부작용이 지속된다면 용량의 감량을 고려하거나 다른 정신자극제나 비정신자극제를 시도할 수 있다.

4. 파탄 행동장애(Disruptive behavior disorders)

1) 적대적 반항장애(Oppositional Defiant Disorder, ODD)

반복적으로 거부적, 적대적, 반항적 행동이 주로 나타나지만, 사회 규범을 어기거나 타인의 권리를 침해하는 심각한 반사회적 행동은 보이지 않는다.

(1) 진단

고려할 사항들은 다음과 같다.

- 아동 및 가족과 치료적 관계를 잘 형성하고, 여러 사람으로부터 정보를 얻는 것이 정확한 진단 평가에 필수적이다.
- 나이가 비슷하고 동일한 발달 수준에 있는 다른 사람들에게서 전형적으로 관찰되는 것보다 반항적 행동이 더 빈번하게 발생될 경우에만 진단을 고려해야 한다.
- 고려해야 할 발달 정신병리 및 가족 문제로는 성장하면서 품행장애, 기분장애, 물질 사용 장애가 나타날 확률이 높다는 것이다.
- 반사회적 인격장애, 물질 남용과 같은 부모의 정신병리가 동반될 수 있다.

(2) 치료

아동 개인의 문제 특성에 맞추어 생물학적-심리적-사회적 시각에서 개별화되고 통합적인 치료를 충분한 기간 동안 시행한다.

- 심리사회적 치료를 우선적으로 시행한다.
  - 가족치료 : 양육 기술, 부모- 자녀 관계, 가족 관계 등에 중점을 둔다.

표 6-8 적대적 반항장애의 진단 기준(DSM-IV TR)

A. 다음의 거부적, 적대적, 도전적 행동 양상이 적어도 4가지 이상, 6개월 이상 지속된다.
(1) 흔히 화를 버럭 낸다.
(2) 흔히 어른과 논쟁한다.
(3) 흔히 적극적으로 어른의 요구나 규칙을 무시하거나 거절한다.
(4) 흔히 고의적으로 타인을 귀찮게 한다.
(5) 흔히 자신의 실수나 잘못된 행동을 남의 탓으로 돌린다.
(6) 흔히 타인에 의해 기분이 상하거나 쉽게 신경질을 낸다.
(7) 흔히 화내고 원망한다.
(8) 흔히 악의에 차 있거나 앙심을 품고 있다.

B. 행동 장애가 사회적, 학업적, 직업적 기능에 임상적으로 심각한 장애를 일으킨다.

C. 이 행동은 정신증적 장애 또는 기분장애의 기간 중에만 나타나지 않는다.

D. 품행장애의 진단 기준에 맞지 않아야 하며, 18세 이상이라면 반사회적 인격장애의 진단 기준에 맞지 않아야 한다.

- 행동치료 : 문제 해결 기술을 증진
- 개인정신치료, 사회 환경 중재

■ 약물치료를 심리사회적 치료와 병행한다.
- 비전형적 항정신병약물 : 비적응적 공격성이 있을 때
- Stimulant : ADHD가 공존할 때
- 기분 조절제, 항우울제(SSRI)

2) 품행장애 (Conduct disorder)

수년간에 걸쳐 반복적이고 지속적으로 다른 사람의 기본 권리를 침해하거나, 나이에 맞는 사회적 규범이나 규율을 위반하는 행동이 나타나는 경우

(1) 진단

고려할 사항들은 다음과 같다.

■ 문제행동은 수년간에 걸쳐 드러나는 경우가 많다.

■ 공격적인 소아기 발병형은 타인에게 흔히 신체적 공격이 더 심하고, 소아기에 적대적 반항장애가 있었으며, 행동 문제가 지속적으로 이어져 성인기의 반사회성 인격장애로 발전될 가능성이 높다.

표 6-9 품행장애의 진단 기준(DSM-IV TR)

A. 다른 사람의 기본 권리를 침해하고 나이에 맞는 사회적 규범 및 규칙을 위반하는, 지속적이고 반복적 행동 양상으로 다음 중 3개 이상 항목이 12개월 동안 있어왔고, 적어도 1개 이상의 항목이 지난 6개월 동안 있어왔다.

사람과 동물에 대한 공격성
(1) 흔히 다른 사람을 괴롭히거나, 위협하거나, 협박한다.
(2) 흔히 육체적인 싸움을 도발한다.
(3) 다른 사람에게 심각한 신체적 손상을 일으킬 수 있는 무기를 사용한다.
(4) 사람에게 신체적으로 잔혹하게 대한다.
(5) 동물에게 신체적으로 잔혹하게 대한다.
(6) 피해자와 대면한 상태에서 도둑질을 한다.
(7) 다른 사람에게 성적 행위를 강요한다.
재산의 파괴
(8) 심각한 손상을 입히려는 의도로 일부러 불을 지른다.
(9) 다른 사람의 재산을 일부러 파괴한다. (방화는 제외)
사기 또는 도둑질
(10) 다른 사람들의 집, 건물, 차를 파괴한다.
(11) 물건이나 호감을 얻기 위해, 또는 의무를 회피하기 위해 거짓말을 흔히 한다.
(12) 피해자와 대변하지 않은 상황에서 귀중품을 훔친다.
심각한 규칙 위반
(13) 13세 이전에 부모의 금지에도 불구하고 밤늦게까지 집에 들어오지 않는다.
(14) 부모와 같이 사는 동안 적어도 2번 가출한다. (또는 오랫동안 돌아오지 않는 1번의 가출)
(15) 13세 이전에 시작되는 무단결석

B. 행동 장애가 사회적, 학업적, 직업적 기능에 임상적으로 심각한 장애를 일으킨다.

C. 18세 이상일 경우 반사회성 인격장애의 진단 기준에 맞지 않아야 한다.

소아기 발병형 : 10세 이전 품행장애의 특유 진단기준 가운데 적어도 1가지가 발생한 경우
청소년기 발병형 : 10세 이전에는 품행장애의 어떠한 진단 기준도 충족시키지 않는다.
심각도의 세부 진단 : 가벼운 정도/중간 정도/심한 정도

- 청소년기 발병형은 소아기 발병형에 비하여 문제행동의 정도가 심하지 않고, 성인기에 문제행동이 없어질 가능성이 높다.
- 타인의 감정에 공감하는 능력(empathy)이 떨어져 피상적인 관계만을 유지하고, 자신의 문제 행동을 반성하는 경향이 적어(lack of guilty) 타인의 탓으로 돌리는 특성이 있다.
- 보통 자신의 행동문제를 최소화하고 정당화하는 경향이 있으므로 가족

과 주변 사람들이 제공한 정보를 종합적으로 고려한다.

- 공존질환이 많은 것이 특징인데, 적대적 반항장애, 기분장애. 양극성장애, ADHD, 학습장애, 물질남용 등이 흔히 동반되는 질환이다.

(2) 치료

- 아동 청소년이 속한 가정, 병원, 학교, 지역사회 등을 아울러 이용 가능한 모든 자원을 활용하는 다학제적 접근이 필요하고 정신과 의사는 총체적 자문 역할을 담당하면서 치료 계획을 수립하는 주도적 역할을 담당한다.
  - 부모훈련, 가족치료 : 기능적 가족치료
  - 문제해결기술훈련, 행동수정기법
  - 학교에 기반을 둔 접근, 지역사회에 기반을 둔 프로그램 : multisystemic therapy
- 약물치료

  공격성, 충동성, 정서 불안정 등 개인의 주된 증상에 따라 약물을 선택하며, 증상 개선에 효과가 있다.
  - 항정신병약물 : 최근에는 비전형적 항정신병약물을 많이 사용, 장기간 사용할 때에는 부작용 주의 깊게 관찰
  - 기분안정제 : lithium, valproate
  - 항우울제 : SSRI 등

이 외, 동반 질환이 있을 경우 이에 준한 약물치료를 시행한다.

6. 틱 장애(Tic disorder)

- 틱의 정의 : 불수의적이고, 갑작스럽고, 빠르며, 반복적이고, 리듬을 갖지 않는, 상동증적인 근육의 움직임 또는 소리 내는 것(involuntary, sudden, rapid recurrent, nonrhythmic, stereotyped motor movement or vocalizations)

■ 틱장애의 종류
- 뚜렛장애(유병률 : 4-5/10,000)
- 만성 운동 또는 음성 틱 장애(학령기 아동의 1-2%)
- 일과성 틱 장애(학령기 아동의 5-24%)
- Tic disorder NOS

1) 뚜렛 증후군(Tourette's disorder)

(1) 진단

표 6-10 뚜렛 증후군의 진단기준 (DSM-IV-TR)

A. 여러 가지 운동 틱과 1가지 또는 그 이상의 음성 틱이 장애의 경과 중 일부 기간 동안 나타난다. - 두 가지 틱이 반드시 동시에 나타나는 것은 아니다(틱은 갑작스럽고 빠르고 반복적, 비율동적, 상동증적인 동작 또는 음성이다).
B. 틱은 1년 이상의 기간 동안 거의 매일 또는 간헐적으로 하루에 몇 차례씩 (대개는 발작적으로) 일어나고, 이 기간 동안에 틱이 없는 기간이 3개월 이상 지속되지는 않는다.
C. 장애는 사회적, 직업적, 또는 다른 중요한 기능 영역에서 심각한 고통이나 장애를 일으킨다.
D. 18세 이전에 발병한다.
E. 장애는 물질(예 : 자극제)이나 일반적인 의학적 상태(예 : 헌팅턴 병 또는 바이러스성 뇌염)의 직접적인 생리적인 효과로 인한 것이 아니다.

뚜렛 증후군의 특징적인 임상양상들은 다음과 같음.

■ 평균 7세에 흔히 시작되며, 얼굴, 목 등에 운동 틱(motor tic)이 나타나면서 rostrocaudal 방향으로 tic이 진행되어서 팔, 가슴, 배, 다리, 발 등에도 틱이 나타날 수 있다. 초기 증상으로서 가장 흔한 것은 눈을 깜빡이는 것이며, 입 주위, 코 주위를 찡그리는 것도 있을 수 있다. 11세를 전후해서 음성 틱(vocal tic)이 나타난다.

■ 시간이 지나면서 틱의 종류나 부위가 변화하기도 하며, 악화와 호전을 반복되는 양상을 보인다.

■ 음성 틱은 킁킁거리는 소리, 가래 뱉는 소리, 기침 소리 등이 나타날 수 있고, 때로는 상황에 전혀 맞지 않는 단어나 짧은 문장을 반복적으로 말

하는 것으로 나타날 수도 있으며, 욕설로 나타날 수도 있다.

- 강박증, 충동성, 주의력 결핍이 병발하는 빈도가 높다(50%에서 ADHD 선행, 40%에서 이후 OCD 발생).
- 후기 청소년기 또는 조기 성인기에 증상이 점차로 호전되는 경과를 보인다(2/3-4/5).
- 불안이나 stress가 tic을 악화시키기는 하지만 tic의 원인이 되지는 않는다.

(2) 치료

- 치료 시기 : 전반적인 평가 우선 : 증상이 가벼운 경우, 대인관계가 좋고, 잘 기능하고 있으며, 자존감이 높을 때는 굳이 치료를 하지 않는다.
- 가족교육 중요 : 나쁜 행동이나 습관이 아님을 인식시키고, 악화와 호전 반복 경과 등을 교육해야 한다.
- 약물치료 : 효과적인 치료임
  - haloperidol(0.25-0.5mg시작, 0.05-0.075mg/kg), pimozide(1-2mg시작, 0.2mg/kg or 10mg/day), 최근 risperidone(1-6mg), olanzapine 등의 atypical antipsychotics의 사용이 흔함. 약물 처방시, 미리 acute dystonia, parkisonian symptoms 등의 가능성을 설명해 주어야 함.
  - ADHD와 공존하는 경우 atomoxetine 0.5-1.5mg/kg 사용 시 틱을 악화시키지 않고 다소간의 호전이 보고됨.
  - OCD 공존시 SSRI 사용 가능
- 행동치료 : habit reversal technique, relaxation technique

2) 만성 운동 또는 음성 틱(Chronic motor or vocal tic disorder)

표 6-11 만성 운동 또는 음성 틱 진단기준(DSM-IV-TR)

A. 1가지 또는 여러 가지의 운동 틱 또는 음성 틱(갑작스럽고, 빠르고, 반복적, 비율동적, 상동증적인 동작 또는 음성)이 장애의 경과 중 일부 기간 동안 존재하지만, 두 장애가 함께 나타나지는 않는다.

B. 틱은 1년 이상의 기간 동안 거의 매일 또는 간헐적으로 하루에 몇 차례씩 (대개는 발작적으로) 일어나고, 이 기간 동안에 틱이 없는 기간이 3개월 이상 지속되지는 않는다.

C. 장애는 사회적, 직업적, 또는 다른 중요한 기능 영역에서 심각한 고통이나 장애를 일으킨다.

D. 18세 이전에 발병한다.

E. 장애는 물질(예 : 자극제)이나 일반적인 의학적 상태(예 : 헌팅턴 병 또는 바이러스성 뇌염)의 직접적인 생리적인 효과로 인한 것이 아니다.

F. 뚜렛 장애의 기준에 맞지 않아야 한다.

3) 일과성 틱(Transient tic disorder)

표 6-12 일과성 틱의 진단기준(DSM-IV-TR)

A. 1가지 또는 여러 가지의 운동 틱 또는 음성 틱(갑작스럽고, 빠르고, 반복적, 비율동적, 상동증적인 동작 또는 음성)

B. 틱은 적어도 4주 동안 거의 날마다 하루에 몇 차례 일어나지만, 연속적으로 12개월 이상 지속되지 않는다.

C. 장애는 사회적, 직업적, 또는 다른 중요한 기능 영역에서 심각한 고통이나 장애를 일으킨다.

D. 18세 이전에 발병한다.

E. 장애는 물질(예 : 자극제)이나 일반적인 의학적 상태(예 : 헌팅턴 병 또는 바이러스성 뇌염)의 직접적인 생리적인 효과로 인한 것이 아니다.

F. 뚜렛 장애, 만성 운동 틱 장애, 만성 음성 틱 장애의 기준에 맞지 않아야 한다.

■ 치료

증상이 경미할 경우에는 관심을 가지면 증상이 오히려 심해지므로 부모에게 아이의 증상을 무시하라고 충고하며, 심하거나 기능에 장애가 있을 경우에만 약물 또는 행동치료를 시행한다.

7. 분리불안장애(Separation anxiety disorder)

1) 진단

표 6-13 분리불안장애의 진단기준(DSM-IV-TR)

A. 집 또는 대상과의 분리에 대한 불안이 발달 수준에 부적절하게 지나친 정도로 나타나며, 다음 3가지(또는 그 이상) 상황에서 드러난다.
  (1) 애착 대상과 분리되거나 분리가 예상될 때 반복적으로 심한 불안을 느낀다.
  (2) 주된 애착 대상을 잃거나 그에게 해로운 일이 일어날 거라고 계속적으로 심하게 걱정한다.
  (3) 운 나쁜 사고가 생겨 주된 애착 대상과 분리될 거라는 비현실적이고 지속적인 걱정을 한다(예: 길을 잃거나 납치 되는 것).
  (4) 분리에 대한 불안 때문에 학교나 그 외의 장소에 지속적으로 가기 싫어하거나 거부한다.
  (5) 혼자 있거나 주된 애착 대상이 없이 지내는 데 대해 지속적으로 과도하게 두려움을 느끼거나 거부한다.
  (6) 주된 애착 대상이 가까이 있지 않은 상황이나 집을 떠나는 상황에서는 잠자기를 지속적으로 싫어하거나 거부한다.
  (7) 분리의 주제와 연관되는 반복적인 악몽을 꾼다.
  (8) 주된 애착 대상과의 분리가 예상될 때 반복적인 신체증상을 호소한다(예: 두통, 복통, 오심, 구토).

B. 장애 기간이 적어도 4주 이상이어야 한다.

C. 18세 이전에 발병한다.

D. 사회적, 학업적(직업적), 또는 다른 중요한 기능 영역에서 임상적으로 심각한 고통이나 장애를 일으킨다.

E. 광범위 발달장애, 정신분열증, 다른 정신증적 장애 기간 중에만 증상이 나타나는 것은 아니어야 하고, 청소년과 성인에서는 광장공포증이 있는 공황장애로 잘 설명되지 않아야 한다.

2) 역학

학령기 아동의 약 4%에서 발생하며 남녀 성별 차이는 없다. 대개 7, 8세 때 시작되지만 학령 전기에 발생하기도 한다.

3) 원인

(1) 위험 인자

- 지나치게 수줍고 낯선 환경에서 위축되는 기질
- 불안정한 애착 및 부모의 불안장애

(2) 심리사회적인 스트레스

- 주위 사람의 사망, 질병, 동생의 출산, 부모의 다툼, 이사, 전학 등등

4) 치료

- 인지행동치료, 부모교육, 가족치료, 약물치료
- 약물치료 : SSRI
- 증상이 심해서 학교 등교를 계속 거부하는 경우에는 정신과적 응급상황이므로, 환아, 부모, 학교, 급우들을 모두 포함한 총체적인 치료 계획 하에, 학교 등교하도록 권유해야 하며 학교에 머무는 시간을 점진적으로 늘려나가도록 한다. 심각한 경우 입원치료가 필요할 수 있다. 헤어지고 만나는 과정(입원, 면회, 외출, 외박)을 통해서 증상이 호전된다.

8. 배설장애(Elimination disorder)

1) 유분증(Encopresis)

(1) 진단

표 6-14 유분증의 진단기준(DSM-IV-TR)

A. 적절치 않은 곳(예 : 옷 또는 마루)에 불수의적이든 의도적이든 반복적으로 대변을 본다.

B. 이러한 사건이 적어도 3개월 동안 최소한 매달 1회 발생한다.

C. 소아의 생활연령이 최소한 4세이다(또는 그와 동일한 발달수준)

D. 행동이 전적으로 물질(예 : 하제)이나 일반적인 의학적 상태(변비를 일으키는 기전을 제외한)의 직접적인 생리적 효과로 인한 것이 아니어야 한다.

With constipation and overflow incontinence type
Without constipation and overflow incontinence type

(2) 원인

- 대변가리기 훈련이 부족했거나 부적절했던 경우
- 다른 neurodevelopmental problem과의 연관성 : 집중력 장애, 과잉행동, poor coordination, low frustration tolerance

- 생활의 변화에 의해서 발생할 수도 있다(동생의 출산, 이사, 부모와의 결별, 취학 등등).
- abnormal anal sphincter contraction : overflow type에 많으며 laxative 등 치료에 반응이 좋지 않다.

(3) 치료

- 일반적 원칙
  - 대변을 지렸다고 환아를 야단치지 않아야 한다.
  - 환아가 학교에서 변을 지렸을 경우 당황하는 것을 감소시켜준다.
  - 속옷을 자주 갈아준다.
  - 환아의 증상을 두고서 가족 간의 갈등이 일어나는 것을 감소시켜준다.
- 일반적 치료순서
  - 관장 등을 사용해서 장을 깨끗이 비우도록 한다.
  - 변비약을 사용해서 변을 볼 수 있도록 한다.
  - 적절한 배변습관을 가지도록 교육한다.
- 행동치료 : 일정간격 배변훈련에 대한 보상
- 정신치료 : low self-esteem, social isolation의 경우

2) 유뇨증(Enuresis)

(1) 진단

표 6-14 유뇨증의 진단기준(DSM-IV-TR)

A. 침구나 옷에 반복적으로 소변을 본다(불수의적이든 고의적이든).

B. 이 행동이 적어도 연속 3개월 동안 주 2회의 빈도로 일어나고, 사회적, 학업적(직업적) 또는 다른 중요한 기능 영역에서 임상적으로 심각한 고통이나 장애를 일으킨다는 점에서 임상적으로 중요하다.

C. 생활연령이 적어도 5세(또는 이에 해당하는 발달수준)이다.

D. 이런 행동이 전적으로 물질(예 : 이뇨제)이나 일반적인 의학적 상태(예 : 당뇨병, 척수이분증, 경련성 질환)의 직접적인 생리적 효과로 인한 것이 아니어야 한다.

Nocturnal only type
Diurnal only type
Nocturnal and diurnal type

(2) 치료

적절한 배뇨훈련, star chart 유용, 저녁 식사 후 수분섭취제한 및 취침 전 배뇨 등을 교육한다.

이것이 효과 없을 때, 행동치료와 약물치료의 병행이 가장 우수하다.

- 행동치료
  - Classic conditioning with Bell and Pad apparatus : 가장 효과적인 치료법
  - Bladder training : 배뇨시간을 차츰 늘이는 것; 가끔씩 효과를 보기도 함.
- 약물치료
  - imipramine, desmopressin(DDAVP)
  - 대개 약물을 사용한 지 약 6주 정도가 지나면 약물에 대한 내성이 생겨서 점차로 효과가 떨어지게 되고 약물을 끊고 나면 수개월 내에 다시 그전과 같은 빈도로 enuresis가 있게 된다.

| 참고문헌 |

1. 대한신경정신의학회 신경정신의학 2nd, ed. 중앙문화사 2005
2. 홍강의. 소아정신의학, 중앙문화사, 2005
3. Sadock BJ, Sadock VA. Synopsis of psychiatry, 10th ed. Philadelphia, Lippincott Williama and Wilkins; 2007
4. 유한익, 조인희, 유희정 등. 전반적 발달장애의 한국형 치료 권고안, 소아청소년정신의학 18(2);2007
5. 유희정, 양수진, 신동원 등. 주의력결핍 과잉행동장애 한국형 치료 권고안, 소아청소년정신의학 18(1); 2007
6. Steiner H, Rimsing L, Arnold V, et al. Practice parameter for the assessment and treatment of children and adolescent with oppositional defiant disorder. J Am Acad Child Adolesc Psychiatry 2007;46(1):126-14

Catholic University of Korea 임상진료지침

07 Psychiatry

정신과적 응급 (Psychiatric emergency)

1. 정신과적 응급의 정의

정신과적 응급은 즉각적인 치료적 개입을 필요로 하는 사고, 감정, 행동상의 장애를 의미한다. 정신과적 응급은 다양한 형태로 나타나며 생물학적, 심리적 이해를 필요로 한다. 일반적으로 환자가 비협조적이며, 환자에 대한 자료가 부족하고, 대처를 위한 시간도 제한되어 있으며 자해 혹은 타해의 위험이 높다는 것이 정신과적 응급상황의 특징이다. 자살 시도 혹은 타살 및 타해의 분명한 의도, 정신병적 상태 및 초조, 알코올 및 기타 물질 남용, 학대 및 강간 등이 정신과적 응급상황에 포함된다. 응급실에서 정신과적 평가의 1차적 목표는 환자가 위기 상황에 있는가를 평가하는 것이다. 그 이후 의사는 진단을 내리고 유발 요인과 긴급히 대처해야 할 사항을 규명하고, 환자를 치료하거나 적절한 치료기관으로 의뢰하게 된다.

정신과적 응급이 의심되는 상황에서 다음의 다섯 가지 사항에 대해서는 확인해야 한다.

- 환자가 응급실 내에 있는 것이 안전한가?
- 기질적, 신체적 문제가 동반되어 있는가?
- 환자가 정신병적(psychotic)인가?
- 환자가 자해 및 타해의 위험이 있는가?
- 환자가 자기 관리가 어느 정도 가능한가?

2. 정신과적 응급상황에서 환자 평가지침

1) 자기 보호

- 환자를 만나기 전 가능한 많은 정보를 수집한다.
- 훈련된 치료진에게 신체강박을 준비시킨 상태로 환자를 만난다.
- 급박한 폭력적 상황에 대해 주의한다.
- 출입구, 주변 물건 등 주변 상황의 안전성에 유의한다.
- 필요한 경우 다른 치료진을 동반한다.
- 환자와 치료적 동맹을 맺을 수 있도록 한다.

2) 손상 방지

자해 및 자살을 예방한다. 환자 평가 중 환자가 자해/자살을 시도한다면 모든 방법을 동원해서 이를 막는다. 타인에 대한 폭력적 행동을 예방한다. 평가 중 환자가 폭력적 행동의 위험성이 있는지를 간략히 평가한다. 만약 위험성이 있다면 다음 중 적절한 대처를 시행한다.

- 환자에게 폭력적 행동은 용인되지 않음을 안내한다.
- 환자에게 위협적이지 않은 태도로 접근한다.
- 환자를 안심, 안정시키고 환자의 현실검증을 돕는다.
- 적절한 약물을 투약한다.
- 환자에게 반드시 필요한 경우 신체강박 및 격리가 시행될 수 있음을 알린다.
- 신체강박을 시행할 수 있는 치료진을 대기시킨다.
- 환자에게 신체강박을 시행하였을 경우 주의 깊게 관찰하고 자주 vital sign을 측정하며 강박된 환자 주변의 불필요한 자극을 제거한다. 추후 투약, 평가 등에 대한 계획을 긴급하게 수립한다.

3) 기질적 원인에 대해 평가한다.

4) 급성 정신병적 증상에 대해 평가한다.

3. 자살

1) 개요 및 역학

우리나라의 경우 자살률은 2008년 10만 명당 26명으로 세계에서 가장 높은 수준이다. 자살 및 자살 시도자 중 95% 가량이 정신과적 진단을 받은 경험이 있다. 우울증이 약 80%를 차지하며, 정신분열병이 10%, 치매나 섬망이 5%를 차지한다. 자살 시도 환자가 내원하였을 경우 환자의 안전을 확보하는 것이 가장 중요하다. 환자를 평가할 때 환자뿐만 아니라 보호자 등 제3자로부터 환자의 사회적, 경제적 상황에 대한 적절한 정보를 얻고 환자의 위험성을 평가하여야 한다. 만약 환자에게 병원 외에는 안전한 환경이 없다면 정신과적 입원이 필요하다. 자살 시도의 심각도에 따라 내/외과적 응급 처치의 필요성 또한 평가되어야 한다.

2) 자살 시도 환자에 대한 대처

(1) 위험성 평가

자살 환자의 위험성 평가를 위해서는 자살 사고, 자살 계획, 과거 시도, 자살에 대한 의도, 자살 시도의 위험한 정도(lethality) 등에 대한 자세한 정보와 이외의 위험 요인들에 대한 평가가 포함된다. 또한 정신과적 질환, 약물 관련 질환, 신체적 질환에 대한 현 병력 및 과거력 또한 조사되어야 한다. 정신과적 질환 또는 자살의 가족력 역시 조사되어야 한다. 자세한 정신상태검사, 이학적 검사(physical examination) 역시 자살 위험성 평가에 도움이 된다.

(2) 치료 동맹의 수립 및 유지

치료적 관계의 수립은 자살 사고와 자살 행동, 정신과적 증상 및 질환에 대한 접근을 용이하게 하고 자살 위험성을 줄이는 데 도움이 된다.

(3) 환자의 안전 확보

환자의 안전을 확보하기 위해서는 환자를 1:1로 관찰하거나 CCTV를 이용하여 관찰한다. 또한 환자 주변에서 위험한 물건들을 치우고 필요 시 신체강박을 시행할 수 있다.

(4) 입원 및 통원 치료의 결정

자살 예방을 위하여 가장 중요한 결정은 입원 여부의 결정이다. 모든 환자가 입원을 필요로 하는 것은 아니다. 입원을 결정하는 것은 환자의 진단명, 우울증과 자살 사고의 심각도, 환자와 가족의 적응력, 지지체계, 자살 위험 요소의 존재 여부 등에 달려있다. 만약 입원을 시키지 않고 외래 치료를 하고자 할 때에는 직접적으로 환자 자신이 자살 시도를 억제할 수 없다고 느낄 때 연락을 하겠는가를 확인하는 것이 좋다. 만약 환자가 이에 동의하지 않는 경우에는 긴급한 입원이 필요하다. 이는 환자와 보호자 모두에게 고지되어야 한다. 만약 입원이 불가능한 경우라면 의사는 환자의 집과 직장 연락처를 알아두어야 한다. 또한 가족이 항상 같이 있도록 하여야 한다. 이외에 의사가 할 수 있는 자살 예방 방법으로는 가족, 직장 상사 등의 협조를 얻어 환자가 힘들어 하는 환경을 조절하여 주고, 환자가 정당한 호소를 하고 있음을 지지하여 주며, 자살 이외의 대안을 제시하는 것 등이 있다.

자살 재시도 위험성 평가를 위해서는 다음과 같은 위험요인들이 고려되어야 한다.

- 정신병적 증상
- 자살 시도의 위험성, 계획성, 구조 가능성
- 지속적 자살 의도, 자살 계획
- 연령(45세 이상)
- 알코올 관련 질환
- 초조감, 분노, 폭력적 행동
- 과거 자살 시도력
- 남성
- 도움을 거절함
- 현재 우울 삽화가 장기간 지속된 경우
- 과거 정신과 입원 치료력

- 최근의 사별, 혹은 이별
- 신체적 질환
- 무직, 독거, 이혼, 사별

4. 정신병적 증상 / 초조(Agitation)

알코올 및 기타 물질 중독, 금단, 조증, 정신분열병 등 다양한 정신과적 질환에 의해 급성 정신병적 증상 및 초조 증상이 나타날 수 있다. 이를 적절히 치료하기 위해서는 정신과적 질환뿐만 아니라 두부 외상, 감염, 섬망, 전해질 이상, 간질 등 다양한 원인에 대한 이해가 필요하다. 치료의 목표는 원인을 규명하고, 환자를 안전한 환경에 머무르게 하며, 급성기 증상을 조절하는 것이다. 환자의 의학적 과거력 및 vital sign을 평가한 이후 환자가 협조 가능한지의 여부가 이후의 치료 방침을 결정하는 데 중요하다. 가능하면 환자가 정신병적 증상이나 초조를 보이는 이유를 평가한 이후 약물투여나 신체강박을 시행하는 것이 권고된다. 일단 환자 평가를 시도한 후 만약 환자가 비협조적이라면 행동상의 위험성을 평가하여야 한다. 급성 초조 및 정신병적 증상을 조절하기 위해서는 rapid tranquilization이 사용된다. Benzodiazepine과 항정신병약물이 이러한 상황에서 가장 널리 사용되는 약물이다. 흔히 haloperidol, lorazepam, benztropine 등을 혼합한 주사제가 응급실에서 널리 사용되는데, 정형 항정신병약물은 QT 간격의 연장, dystonia, EPS, neuroleptic malignant syndrome등을 유발할 수 있다. 일부 가이드라인에서는 정형 혹은 비정형 항정신병약물과 benzodiazpine의 병합 요법이 1차적으로 권장되고 있으나 다른 가이드라인에서는 비정형 항정신병약물을 우선하도록 권장되고 있다. Benzodiazepine 단독투여는 진단과 관련된 정보를 얻을 수 없거나 외상 후 스트레스 장애와 관련된 초조 증상에 적용될 수 있다. 정신분열병, 양극성 조증에서는 benzodiazepine과 항정신병약물의 병합투여가 1차적으로 선택된다. 약물 중독이나 신체적 장애에 의한 초조 증상에서도 benzodiazpine이 1차적으로 선택된다.

5. 폭력(Violence)

1) 급박한 폭력적 행동의 징후

- 긴장되고 분노한 얼굴 표정
- 증가되거나 지속되는 restlessness, tension, pacing
- 전반적 신체기능의 증가(호흡, 심박수, 근육 연축, 동공확대)
- 목소리가 커짐, 산만한 행동
- 눈을 지속적으로 맞춤
- 대화를 거부함, 불만의 표출, 두려움, 자극과민성(irritation)
- 집중하지 못함(poor concentration), 불분명한 사고 과정
- 폭력적 내용의 망상, 환청
- 위협 혹은 위협적 몸짓
- 과거의 폭력적 행동 시 나타났던 것과 유사한 행동
- 분노, 폭력적 감정의 표현
- 상대방이 회피할 수 있는 길을 막음

2) 폭력적 행동의 위험요인

- 남성, 젊은 나이(15-24세), 경제적 빈곤, 낮은 교육수준, 무직, 사회적 지지 체계의 부재
- 폭력적 행동, 무기를 사용한 과거력
- 타해의 의도를 표현한 적이 있음
- 과거력상 입증된 위험한 행위를 부인함
- 과거 행위의 위험성
- 정신과적 진단: organic brain syndrome, personality disorder, psychosis, substance abuse
- 명령하는 내용의 환청, 피해 망상, 병식 부족, 낮은 치료 순응도, 낮은 IQ, GAF 점수

3) 폭력적 환자에 대한 접근 방법

- 자신을 소개하고 앞으로 진행할 계획에 대해 설명한다.
- 쉬운 단어를 사용하며 짧고 분명한 문장으로 차분하게 이야기한다.

- 친숙하지만 공식적인 어조로 이야기한다.
- 환자에게 어떠한 일이 일어나고 있는지 설명하고 앞으로 진행할 진단적, 치료적 계획을 알린다.
- 환자가 지남력을 유지할 수 있도록 한다.
- 평가 초기에는 치료적 동맹을 위한 질문을 하고 민감한 질문은 잠시 미룬다.
- 적절하다고 판단될 때 폭력적 행동의 동기(motivation)에 대하여 이야기한다.
- 용인될 수 있는 행동의 한계를 알려주고 폭력적 행동은 용인되지 않을 것임을 알린다.
- 환자가 자신의 감정, 심리적 상태, fantasy 등을 언어로 표현할 수 있도록 돕는다.
- 행동화(acting out)를 단념시키고, 만약 그러한 경우 그 책임이 따를 수 있음을 분명히 한다.
- 의사의 판단을 알릴 때에는 분명하고 간단하게 표현한다.

4) Rapid tranquillisation

- Haloperidol의 경우 10-15mg 이상의 용량을 IM하는 것은 추가적인 이득은 없다.
- Risperidone(liquid) PO 투여도 haloperidol IM과 유사하게 30-60분 이내에 효과를 보일 수 있다.
- Olanzapine 20-40mg/day가 psychosis, bipolar mania 환자의 급성기 행동 조절에 효과적이라는 보고도 있다.
- Agitation 조절 효과: haloperidol 단독 투여〈lorazepam 단독 투여〈 haloperidol+lorazepam
- Midazolam 역시 정신과 환자의 agitation을 조절하기 위해 사용할 수 있다. Midazolam의 작용은 haloperidol이나 lorazepam보다 빠르게 나타나며 짧게 지속된다.
- 항정신병약물과 benzodiazepine의 병합투여가 단독 투여에 비하여 효과가 우월하고 EPS의 위험성을 낮춘다.
- 노인 환자에게는 성인 용량의 1/4-1/2 정도의 용량으로 투여를 시작한다.
- 파킨슨 환자에게는 quetiapine이 1차적 선택이 될 수 있다.
- QTc prolongation이나 congestive heart failure가 있는 환자에게는 clozapine,

ziprasidone, low and mid potency conventional antipsychotics는 피한다.

- Cognitive impairment가 있는 환자에게는 risperidone이 1차 선택, quetiapine이 2차 선택이 된다.

6. 신체강박

1) 신체강박을 시행할 수 있는 상황은 다음과 같다.

- 치료 환경에 대한 방해
- 낙상 위험
- 초조(agitated/restless) 행동
- 탈출 위험
- 인지기능 장애
- 자해/타해의 위험

2) 신체강박을 결정하기에 앞서 다음과 같은 사항을 평가한다.

- 환자의 행동 - 환자 및 보호자에게 환자의 행동이 의미하는 바를 묻고 무엇을 필요로 하는지 확인한다. 예를 들어 환자가 밤에 침대에서 떨어지는 경우 그 이유가 소변을 보기 위해서 일 수도 있다.
- 환자의 의학적 과거력과 유발요인 - 환자의 신체적, 인지적 상태를 평가하여 행동의 기저에 있는 원인을 평가한다. 예를 들어 환자가 반복적으로 소리를 지르는 행동의 기저에는 통증이 있을 수 있다.
- 투여 약물 - 인지기능 저하, 어지러움 등을 유발하는 약물이 투여되고 있는지 평가한다.
- 기능적, 정신적, 심리적, 환경적 상황 - 지남력, 주의 집중력, 판단력, 의사소통 능력, 과거 약물 사용력, 스트레스, 감정 상황, 주변 소음, 조명, 바닥의 상태, 가구와 비품의 배치 등이 영향을 줄 수 있다.

3) 신체강박 시행 시 의사의 지시

- 지시는 시간제한이 있다. 그러나 의사가 정한 시간이 있더라도 만약 환자의 문

제행동이 감소한다면 처음 지시한 시간을 반드시 고수할 필요는 없다.

- 지시는 특정한 삽화에 대하여 내려져야 한다. 향후 발생할지도 모르는 상황에 대해 지시를 내려서는 안된다.
- 특정한 신체강박 개시시간과 제한시간이 정해져야 한다. 의사는 신체강박의 종류, 시행이유, 지속 시간을 결정해야 한다.
- 최대 지속 시간은 24시간이다.
- 만약 지시한 시간이 경과한 경우 의사는 다시 환자의 상태를 평가하고 새로운 지시를 내려야 한다.
- 신체강박을 해제한 직후 해당 증상이 다시 나타난다면 새로운 지시 없이 신체강박을 다시 시행할 수 있다. 만약 다른 증상에 대하여, 혹은 시간 제한이 경과한 경우에는 새로운 지시가 필요하다.
- 신체강박이 시행된 경우 간호사는 15분마다 환자를 관찰해야 한다. 이때에는 환자의 임상적 상태, 지남력, 신체강박이 시행된 신체 부위에 대한 확인, 해당 신체부위의 혈액순환, 운동기능 및 감각기능에 대한 평가가 포함된다.
- 최소한 24시간 중 2시간은 신체강박을 해제하여야 한다. 환자가 음식을 섭취하고, 배변 문제를 해결하는 등의 시간이 제공되어야 한다.

7. 강간, 성폭력 피해자

강간, 성폭력 피해자들은 흔히 사고 이후 혼란된 상태이다. 의사는 환자에게 안심시키고, 지지적이며 판단적이지 않은 태도로 접근해야 한다. 환자에게 다학제적 접근이 가능한 의료 및 법적 서비스에 대해 안내하여야 한다. 성폭력 피해자는 훈련된 전문가에 의해 즉각적인 자료수집이 이루어져야 한다. 성폭력 피해자의 평가는 사건발생 후 초기에 필요하고 가능한 빨리 사정해야 한다. 성폭력 피해자는 응급환자로 분류되어져야 하며, 생명에 위협적인 상처를 입었다면 손상에 대한 적절한 응급처치를 받아야 한다. 만약 기다려야 할 상황이라면 피해자를 혼자 방치하여서는 안 되며 적절한 의료가 이루어질 때까지 위안과 지지를 제공하여야 한다. 가능하다면 여성 의사가 평가하는 것이 좋다.

문진은 조용하고, 비밀이 보장되며 편안한 장소에서 안정된 톤의 목소리로 하여야 하고, 기록은 피해자의 언어로 하여야 하며, 여성보호자가 필요하다면(특히 의료인이 남자인 경우) 의료인의 검진에 대한 불만으로 인해 법정문제가 생겼을 경우 의료인을 보호하기 위해 여성보호자가 함께 있도록 한 상태에서 문진하도록 한다. 환자에 대한 평가와 의학적 검사가 끝난 후 환자와 함께 토론하고 의논하는 것은 중요하다. 특히 환자에게 충분히 질문하고 말할 수 있는 기회를 주어야하며 성폭력 사건이 피해자의 잘못이 아니라는 것을 재확인시킨다. 어떤 피해자들은 즉각적 정신적 스트레스를 경험하고, 또 다른 피해자들은 단기 혹은 장기의 정신과적 문제를 갖는다. 많은 피해자들, 특히 남성 피해자들은 상담을 받지 않으려고 한다. 상담과 사회적 지지는 회복을 촉진시키는데 도움을 줄 수 있음을 설명해야 한다. 고립감을 피하고 지지받는 분위기를 만들기 위해 가족이나 그룹치료를 할 수도 있다.

피해자가 아동인 경우 다음과 같은 사항에 유의하여야 한다.

- 모든 아동들에게 최대한 민감한 태도로, 아이들의 취약성을 인식하고 이해하는 태도로 접근해야 한다.
- 면담을 시작하기 전에 아동과 라포를 형성하고 중립적인 분위기를 만들려고 노력해야 한다.
- 적절한 상호작용과 제한점을 이해하기 위해서 아동의 발달 수준을 확인하도록 노력해야 한다. 어린 아동은 숫자나 시간에 대한 개념이 거의 없으며, 미묘한 문제에 대답하고 질문을 해석할 수 있는 성인과는 다른 용어를 사용해야 한다는 것을 알고 있는 것은 중요하다.
- 항상 도움을 주는 사람으로 당신의 신원을 밝힌다.
- 만약 아동이 당신을 만나러 온 이유를 알고 싶어 한다면, 아동에게 설명해 준다.
- 아동에게 '모른다'고 말할 수 있다는 것, 면담자가 잘못 알고 있는 것을 지적할 수 있다는 것, 진실과 거짓 사이의 차이점을 포함해서, 면담에 대한 기초적인 규칙을 확인시킨다.

- 아동에게 그들 자신의 언어로 무슨 일이 있었는지, 또는 무슨 일이 벌어지고 있는지를 기술하도록 요청한다.
- 항상 개방형 질문으로 시작한다. 유도 질문은 피하고, 직접적인 질문은 개방형 질문/자유 서술이 고갈되었을 때만 사용한다. 구조적인 면담 프로토콜은 면담자의 편향은 줄이고 객관성은 유지시킨다.
- 조사 전략을 계획할 때, 가해자로 지칭된 사람과 접촉이 있었던 다른 아이들(소년이나 소녀들 모두)도 고려해야 한다. 예를 들어, 아동의 형제들을 조사하는 것은 바람직한 조치가 될 수 있다. 또한 아동이 없는 자리에서, 아동의 양육자와 면담하는 것도 고려해 볼 수 있다.

| 참고문헌 |

1. The expert consensus guideline series. Treatment of behavioral emergencies 2005. Journal of psychiatric practice 2005 Nov;11 suppl 1: 5-108.
2. Velayudhan R, Mohandas E. Emergencies in Psychiatry. Calicut Med Journal 2009;7(4):e3.
3. 성폭력 피해자를 위한 의료 업무 매뉴얼: 의료인들을 위한 지침서. 여성부 2008.

INDEX

[국문]

[영문]

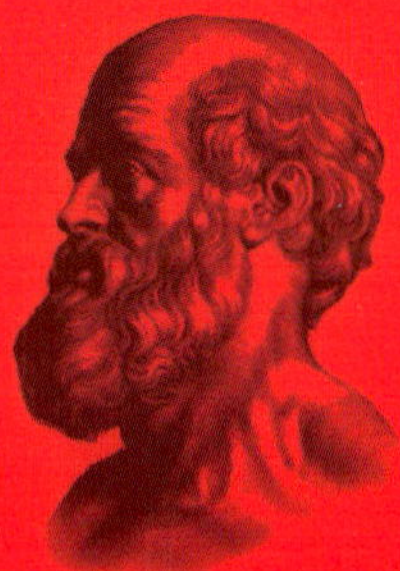

Current
Principles and Clinical Practice of

Psychiatry

www.koonja.co.kr

정가 20,000원

9 788962 784183
ISBN 978-89-6278-418-3

임상진료지침

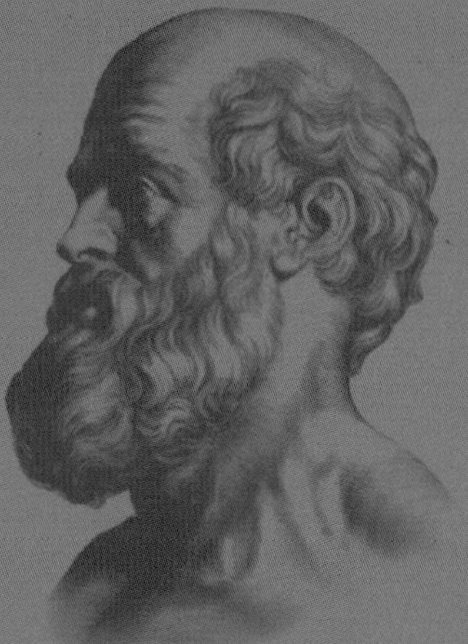

Current Principles and Clinical Practice of Ophthalmology

가톨릭대학교 의과대학 안과학교실

군자출판사